20歳若返るデキる男のアンチエイジング

ソラリアクリニックグループ
特別顧問　医学博士
古賀祥嗣

イースト・プレス

はじめに

「年齢より若く見られたい」
「いつまでもカッコいいオヤジでいたい」
「できれば……モテたい」

世の多くの男性は、こう考えているのではないでしょうか。

少し前までは、「アンチエイジング」というと、女性だけのものと思われていましたが、最近は、積極的にアンチエイジングに取り組む男性も増えてきました。

ドラッグストアのメンズコスメのコーナーを見ても、基礎化粧品はもちろんのこと、フェイスケアや日焼け・シミ対策、マッサージクリームなど、女性用品に負けず劣らず、さまざまな製品がそろっています。また、食生活に気をつかったり、筋トレを習慣にしたりするなど、健康的な生活を心がけている方も多いように思われます。

私は、男のアンチエイジングは「男性力をアップ」させることだと考えています。

男性力とは、

・体力
・気力（精神力）
・精力
・見た目（外見）

の4つ。

これをキープすることが若さの秘訣であり、男性力をアップさせるポイントです。

逆に男性力を低下させる原因は、男性ホルモンの影響によって引き起こされる

・LO《ロー》H症候群（男性更年期障害）
・ED（勃起不全）
・AGA（男性型脱毛症）

です。

「最近、疲れやすくなった」

「太りやすくなった」

「思うように勃起しない、勃起が続かない」

「生え際がどんどん後退してきている」

「髪の毛が気になって、積極的になれない」

こんな自覚症状が、もしあるのなら要注意です！

放っておけば、どんどん老化が進み生活習慣病などのリスクが大幅に高まることになってしまいます。そんな状態では、アンチエイジングどころの話ではありませんね。


では男性力をアップさせるには、どうしたらいいのか。

まず1つは、男性ホルモンを増やすことです。そして、EDやAGAを発症しているのなら、すぐに対策を始めることです。

EDやAGAは、「男の2大悩み」といっても過言ではありませんが、たいていの男性は悩んでいても口に出したがりませんし、病院に行くことをためらっている方も少なくありません。また、「年のせい」となかば諦めている方もいらっしゃいます。しかし、躊躇や諦めはよいことではありません。むしろ愚策です。

アンチエイジングに取り組むのに、年齢や他人の目は関係ありません。あなたが本気で取り組もうと思ったとき、それがスタートです。今からでも決して遅くはないのです。

女性の体が神秘的といわれるように、男性の体もまた神秘的です。

男性ホルモンの役割は何か？

ＬＯＨ症候群、ＥＤ、ＡＧＡは、なぜ起こるのか？

これらを理解することで、おのずとアンチエイジングの正しい取り組み方もわかってきます。

本書はこうした観点から、1章で男らしさをつくる男性ホルモンについて、2章でＥＤの原因、3章でＡＧＡの原因、4章でＥＤやＡＧＡの従来ある治療法について説明し、5章ではまったく新しい治療法に言及しています。

この最新の治療法は、ＳＧＦ（SOLARIA Growth Factor）という乳歯歯髄幹細胞がつくり出す液性成分（培養上清液）を用いたもので、自己の幹細胞とともに細胞自身を活性化させる「修復再生」です。つまりSGFが細胞を修復することによって、細胞が若返り、低下していた機能を回復、向上させるというものです。

SGFによるED、AGAの治療は、まさにアンチエイジングのための治療といっても過言ではないでしょう。

いつまでも男性としての魅力を失わず、健康でイキイキとした毎日を送るために、本書が少しでもお役に立てば幸いです。

目次

第2章 男を上げるガソリン、テストステロン

第3章　デキる男は髪やカラダで差をつけている

第4章 まだ、あなたは効果のないケアを続けますか？

第5章 男のアンチエイジングの新潮流「SGF」

第1章

「男の悩み」を左右する男性ホルモン

男らしさのカギはホルモンの中にある！

「男性力」の源は、男性ホルモンです。男性ホルモンにはいくつかの種類がありますが、なかでも最も分泌量の多いのがテストステロンで、実は、男性は、このテストステロンによって支配されているといっても過言ではありません。なぜなら、テストステロンは男性の体や心の状態を左右する、重要なメッセンジャー（情報伝達物質）だからです。

テストステロンが最初に分泌されるのは胎生期で、妊娠6週目から24週目にかけて多く分泌されることがわかっています。私たちは、誰もが「女性型身体」を持ち、どちらの性へも分化できる能力を持って生を得ますが、2か月頃までに男性染色体を持った胎児は、その性染色体の遺伝子の働きでつくられた精巣から、大量のテストステロンが分泌され、「男性化」するのです。

そして、男児は2～3歳でテストステロンの分泌量が急激に増え、さらに思春期

には、大量のテストステロンが分泌され、

「声変わりが起こる」

「精巣や陰茎が発達する」

「ヒゲや体毛が生える」

「がっちりとした骨格になる」

「性への関心が強くなる」

など、第二次性徴が出てきます。


このように、テストステロンは「男らしさ」をつかさどるホルモンで、男性としての性的な魅力をアップし、「男の自信」に不可欠なホルモンといえるのです。生殖機能に直結するホルモンですから、分泌が減少すれば、精力減退や勃起機能の低下を招くことはいうまでもありません。

また抗糖尿病、抗肥満、記憶力向上、心血管リスクの低減などの働きもあり、男性が若々しさを保つためには、ぜひとも必要なホルモンです。

さらにテストステロンは、「幸福感」や「やる気」の元となるドーパミンを産生させる働きがあり、バイタリティあふれる日々を送るためにも欠かせない役割を持ち、また「オスとしての性的魅力」にも大きく影響しています。

ドイツのボン大学で、91人の若い男性を対象に行われた興味深い研究がありま す。被験者を2つのグループに分け、1つのグループにはテストステロンを含む塗り薬を、もう1つのグループには偽薬を塗って、その効果を調べるというものです。

実験では、薬を塗った状態でサイコロを転がし、出た目を自己申告して、その大きさに比例する額を賞金として与えるというゲームをしました。すると、テストステロンを含む薬を塗ったグループは、偽薬を塗ったグループに比べて、正直に申告する者が有意に多いという結果が出たのです。

もちろん被験者には、どちらが偽薬なのかは知らされていません。つまり、テストステロンが高い男性ほど、公平や公正を重んじることがわかったのです。

公平や公正を重んじる男性は、周囲の人間に「正義感が強い男らしい男性」というイメージを与えます。日本人でいうならば、往年の高倉健さんや菅原文太さんのような、いわゆる「男のなかの男」という男性像でしょうか。

この研究結果から、テストステロンが身体面だけでなく、精神面でも男らしさをアップさせることが、よくわかるのではないでしょうか。

攻める男と老ける男、違いはどこから生まれるのか

テストステロンには、競争に勝って群れを支配したいという欲求を高めることや、仕事で大きな成果を強く求めるといった働きもあります。経営者や政治家、スポーツ選手、芸術家、トレーダーなど、厳しい競争にさらされている職業の人は、テストステロン値が高いという研究結果もあり、自営業者とサラリーマンでは、自営業者のほうがテストステロン値が高いという調査報告もあります。

また、テストステロン値が高い人が就いている職業には、

「独創性がある」
「競争が激しい」
「とっさの判断が求められる」

などの共通点があります。

以下は、テストステロン値が高い男性の傾向です。

・冒険心やチャレンジ精神が旺盛
・リーダーシップを発揮する
・公平や公正を重んじる
・正義感が強い
・社交的
・縄張り意識が強い
・地図を読むのが得意
・些細なことでくよくよしない
・納得できる理由があれば、自分を犠牲にしても社会のために尽くす

反対にテストステロン値が低い男性は、小言が多かったり、些細なことで機嫌をそこねたり、腹を立てたり、またマイナス思考に陥りやすく、ストレスに弱いといった傾向にあります。

「ブランドの車や時計、服購入「高級志向」男性ホルモンが影響

地位示す戦略か」

最近、こんな見出しの記事がありました。ちょっと面白いので、そのまま紹介します。

＊

［パリ＝ＡＦＰ・時事］　男性が高級ブランドの車や時計、服などを購入するのは、男性ホルモンのテストステロンが影響しているとする研究結果を米ペンシルベニア大の研究者らが三日、発表した。論文は英科学誌ネイチャー・コミュニケーションズに掲載された。

研究チームは十八～五十五歳の男性二百四十三人を二つのグループに分け、一方の肌にテストステロンを塗り、残りの被験者には偽薬を与える実験を実施。同様の品質ながら片方は地位の高さを示す特徴のある二つの商品のうち、どちらを選ぶか検証した。

その結果、テストステロンを与えられた男性の方がより多く、高級ブランドの商品を選択した。研究者は社会的地位の高さを示す戦略だと指摘。「人間以外の動物も繁殖期にテストステロンが増え、競争相手などに自身の環境適応力を誇示するのと似ている」という。

これまでの研究では、人間は社会的地位を示すために商品を利用することは知られていたが、ホルモンの働きは分かっていなかった。

（2018・7・4付　東京新聞夕刊）

＊

男性にとって、テストステロンの影響は、やはり凄いと思いませんか。

女が男を魅力的に感じるとき

男性には、本能的に相手のテストステロンが高いか低いかを嗅ぎ分け、テストステロン値が高い人を支持する傾向があるといわれています。経営者やリーダーにテストステロン値の高い人が多いのも、こうしたことを考えれば頷ける話です。

さらには女性も男性と同様に、テストステロンがつくり出す男性的な魅力を本能的に嗅ぎ分けることができます。見た目の男らしさはもちろんのこと、正義感が強く、内面的な男らしさを持つ男性は、女性からも好意を寄せられやすいのです。つまり、テストステロン値が高い男性は、男性からも女性からも「モテる」ということが言えるのです。

しかし近年は、「草食系男子」に代表されるような男らしさとは無縁な男性や、その逆に、仕事にも異性にも自分から積極的にアプローチを仕掛ける「肉食系女子」が増えてきているといわれています。テストステロンは、実は女性の体内でも分泌されており、こうした昨今の肉食系女子の増加も、このテストステロン値によるものではないかと考えられています。

ただし、私は決して「らしさ」を押しつけるつもりはありません。本書でいう「男らしさ」は、あくまでもテストステロンの作用による男性の特性だということをここで明言しておきたいと思います。

刺激のない生活は男をダメにする

テストステロンは、そのときの置かれた状況や環境によっても分泌される量が異なります。

一般的に、

「男性は家に帰るとテストステロンが減少する」

といわれますが、これは本当です。なぜなら、テストステロンには、

「他者と張り合う」

「他者に勝ちたい」

といった攻撃性を高める働きがあり、こうした攻撃性は、外で仕事をしているときにはプラスに作用しますが、家にいるときはあまり必要とされませんから、おのずとテストステロンが減少するというわけです。

また、家で家族が待っている人と、そうでない人とでは、テストステロンの下が

り方に違いがあることもわかっています。家族、とくに幼い子どもがいる人は、家に帰るとテストステロンがぐっと下がりますが、単身赴任などで家族と離れて暮らしている人や、家族がいない人は、仕事中と帰宅後でテストステロンの量はあまり変わりません。

こんな調査結果もあります。

東京大学教養学部の長谷部寿一先生は、男性を次の4つのタイプに分けて、テストステロン値の測定を行いました。

①既婚者であり、現在もパートナーと性交渉のある男性
②既婚者だが、パートナーとの性交渉がない男性
③独身者で性交渉のパートナーがいる男性
④独身者で性交渉のパートナーがいない男性

結果は、4つのタイプのうち、一番テストステロン値が低かったのは①、逆に一番テストステロン値が高かったのは④でした。

これもテストステロンが、男性の攻撃性や闘争心を引き起こす働きがあるからだといえるでしょう。パートナーのいない男性は、本能的な部分でメスを勝ち取れるように、テストステロンをたくさん出す。一方、結婚した男性はもはやその必要性がないため、テストステロンの分泌が弱くなるというわけです。

先ほど、「家族、とくに幼い子どもがいる人は、家に帰るとテストステロンがぐっと下がる」とお話ししましたが、そういうことでいうなら「イクメン」はさらにテストステロンを減少させる原因になってしまいます。

女性にとって、男性が家事や育児に積極的に参加してくれるのはとても嬉しいことです。むしろ、共働き世帯にとっては、それが当たり前、そうでなければ家庭が回らないというケースも多いでしょう。現代において、イクメンは家族にとっても社会にとっても歓迎すべきものであることは間違いありません。

その反面、男性がイクメンになればなるほど、テストステロンが低くなってしまう可能性があることも否めません。

育児休暇中の男性は、一定の期間、テストステロンが低い状態が続きますから、育児休暇が終わって職場復帰をしたときに、攻撃性や自己主張の強さ、チャレンジ精神、ストレス耐性といった男性特有の能力が弱まってしまっていることが十分考えられます。そして、その結果、大きなストレスを感じてしまうケースが多々あるのです。

ですから男性力を高めたいならば、テストステロンが低くなり過ぎないように、適度なバランスを考えることも必要です。

男の元気は精巣でつくられる

男性の場合、テストステロンの95％は精巣で、残りの5％は副腎でつくられます。精巣には、精子をつくる造精機能と、男性ホルモンをつくる内分泌機能の2つの役割があり、テストステロンは、精巣の間質細胞の中で、原料であるコレステロールにさまざまな酵素が働いて、何段階ものステップを経てつくられます。

産生されたテストステロンは血液中に放出され、体内を循環し、各臓器で、テストステロンをキャッチする受容体に結合することによって、男性ホルモンとしての作用を発揮します。

テストステロンが分泌される最初のステップは、脳にある「視床下部」への刺激です。この刺激によって視床下部は「性腺刺激ホルモン放出ホルモン」というホルモンを分泌し、「下垂体」に性腺刺激ホルモンを分泌するように指令を出します。指令を受けた下垂体は性腺刺激ホルモンを分泌し、それによって「黄体ホルモン」の合成、分泌が促進されます。そして、この黄体ホルモンの作用によって、テストステロンが合成されるというわけです。

同様に、視床下部から下垂体に「副腎皮質刺激ホルモン分泌」の指令が送られると、下垂体は副腎皮質刺激ホルモンを副腎に送り出し、刺激を受けた副腎が、テストステロンを生成、分泌します。

テストステロンの血中濃度が高くなると、視床下部がそれを感知して、黄体ホルモンの分泌を抑制します。黄体ホルモンが抑制されると、テストステロンの分泌も抑制されます。

以上が、テストステロンが分泌されて、濃度が上昇し、分泌がおさまるまでの流れです。

ちなみに、精巣の働きに何らかの欠陥がある「原発性睾丸機能低下症」や、ホルモン分泌をコントロールしている脳の視床下部や下垂体に機能異常がある場合は、思春期にもかかわらず第二次性徴が起こらないなどの症状が見られます。とくに、原発性睾丸機能低下症は、精子が形成されない、性器が成長しないなど、男性不妊の原因にもなりかねないため、専門の医療機関で早めに診察を受ける必要がありま す。

最近、ヤル気が出ない……それってアレが原因かも

テストステロンの分泌は、20歳代をピークに、その後、加齢とともに低下していきます。というのも、テストステロンの多くは、精巣にあるライディッヒ細胞という細胞でつくられているのですが、そのライディッヒ細胞が加齢に伴って減ることで、テストステロンの分泌量が減少してしまうのです。また、脳の視床下部から精

巣に送られる性腺刺激ホルモンの分泌量も、同様に減少するため、年齢を重ねるにつれ、総テストステロン量は顕著に減少していきます。

この加齢による減少は、普通は徐々に進行していきますから、それにつれて何となく
「年をとってきたかな」

と感じる男性は多いと思います。しかし、テストステロンの減少の原因は、単なる加齢の問題ではなく、「ストレス」によるところも大きいのです。

40代から60代にかけては、男性の社会責任とストレスが公私ともども高まる時期だと思いませんか？

実はテストステロンは、ストレスに非常に弱い性質を持っていて、人によっては、ある日突然、急激にテストステロンの分泌が減ってしまうということも起こり得るのです。

先ほどお話ししましたように、男性の場合、体内のテストステロンのほとんどは、脳の下垂体から精巣に性腺刺激ホルモンが出されることによってつくられます。しかし、強いストレスを感じると、視床下部の働きが乱れ、副腎皮質刺激ホル

モン放出因子が出て、性腺刺激ホルモンが減少してしまいます。その結果、テストステロンの分泌量も一緒に低下してしまうのです。

テストステロンは「アイディア」とも関係しています。

ある医学研究によると、研究に関する優れたアイディアの多くは、35歳前後に生まれることが多いといわれています。一方、40代から50代と年齢を重ねるごとに、画期的なアイディアは生まれにくくなる、という調査報告もあります。かつては有能なアイディアマンとして、次から次へとヒット商品を生み出してきた人が、40代にさしかかった途端に、アイディアが出てこなくなるということは、比較的多いケースだと思います。思い悩んだ末、なかにはうつ病のような状態になってしまう人もいるようです。

このように世代によって、いいアイディアが生まれやすい、生まれにくいという違いが生じる理由の1つが、テストステロンの分泌量にあるのです。20代や30代前半の男性の体内では、テストステロンの分泌が活発に行われていますが、その後は徐々に減少していきます。すると、発想力や創造力も次第に低下していき、アイディアが枯渇してくるのです。

では、テストステロンと脳の間には、どのような関係があるのでしょうか。

それは、テストステロンには、脳の神経細胞が互いに結びつくための突起を増やす働きがあるからです。したがって、テストステロンが多いと細胞同士のつながりが強くなり、脳が活性化されますが、テストステロンが少ないと、脳はあまり活発な働きをしなくなるのです。

男性には、40代に1つの壁があるともいわれています。とくにクリエイティブな仕事をしている人ほど、壁にぶつかりやすいというデータがあります。これもテストステロン減少と関係がありそうです。

もちろん、テストステロンが低くなり始める年齢には個人差があり、30代で壁にぶつかる人もいれば、70代になっても精力的に才能を発揮し続ける人もいますから、一概にはいえません。

男には「鈍感力」も必要

以前から「テストステロンが減ると認知症になるのが早まる」といわれていましたが、これも近年、テストステロンが脳の神経細胞に与える影響ということで、説明がつくようになりました。

たとえば2011年、米国内分泌学会で発表された論文に、テストステロンと記憶力の関係を調べたものがありますが、それには閉経後の女性にテストステロンを投与すると、明らかに記憶力が向上し、認知症の女性に投与した結果、認知症の進行を抑えることが認められたとあります。

また2010年、東京大学大学院医学系研究科加齢医学講座の秋下雅弘教授らが発表した論文では、平均81歳の認知症の男性24人を2グループに分け、一方に1日40㎎のテストステロンを投与し、もう一方には何も投与しないで、3か月後と6か月後に認知機能を調べた結果、テストステロンを投与したグループは認知力が改善されることが確認されたそうです。

なぜ、テストステロンが認知症を防ぐのかというメカニズムは、まだはっきりしていません。しかし、これまでの研究から、テストステロンに、アルツハイマー病の原因の1つと考えられている「アミロイドβ」という異常タンパク質の蓄積を抑える作用があることがわかっています。

私たち人間の脳には、「扁桃体」と呼ばれる部位があります。扁桃体は、弱肉強食を生き抜くために受け継がれてきた原始時代の名残の脳ともいわれ、喜び、悲しみ、直観力、不安、恐怖感、痛み、記憶、価値判断、情報の処理などをつかさどっています。

この扁桃体から、悲しみや不安といったネガティブな感情が溢れ出してしまうと、その人はマイナス思考に支配されてしまい、日常生活を円滑に送ることが困難になってしまいます。そこで、そのような状態に陥らないために、扁桃体に蓋をしてくれているのが、実はテストステロンなのです。

テストステロンが十分にあると、扁桃体の蓋がぴったりと閉まり、多少の事には動じない「鈍感力」が発揮されます。いわゆる「男らしい男性」に、何をも恐れない大胆な行動をとる人が多いのは、こうしたテストステロンの働きによるものだと考えられるのです。

反面、鈍感力が高い人は、共感力に乏しいという傾向もあります。テストステロン値が高い人は、他人の話を聞かないともいわれていますが、やはり共感力に関係しているのでしょうか。

一方、テストステロンが少ない人は、扁桃体の蓋が緩んでしまうため、扁桃体から嫌な記憶や感情が引っ張り出されてきて、ネガティブ思考に支配され、うつ病のような状態になって、積極的な行動ができなくなることがあります。すなわち、鈍感力が発揮できなくなった状態です。そして、こうした状態は、さらにストレスに打たれ弱い状態をつくり、どんどん負のスパイラルにはまってしまいます。

家庭や仕事、子どもの教育、親の介護……など、ストレス社会といわれる現代に生きる私たちは、マイナス思考のスパイラルにはまり込む要素に事欠きません。

そんなストレス社会を力強く生き延びるためには、適度な鈍感力が必要不可欠です。その鈍感力を失わないためにも、テストステロンを減少させないことが重要なのです。

悲しき男の更年期

テストステロンが減少すると、体力の減退につながるのはもちろんのこと、集中力の低下や睡眠の質の低下など、さまざまな悪影響が及びます。

まず、真っ先に取り上げるべきは「ＬＯＨ《ロー》症候群」です。

ＬＯＨ症候群とは、あまり聞きなれない言葉かもしれませんが、テストステロンが極端に減少することにより引き起こされる「男性更年期障害」のことで、英語のlate onset hypogonadism（加齢性腺機能低下症候群）を略して、こう呼ばれています。

更年期障害は女性に特有なものと思いがちですが、男性にもあるということをまずは知っていただきたいと思います。

日本での男性更年期障害の患者数は、約７００万人と推定されていますが、そのうち約7割以上が病気に気づいていないという現状があります。発症する年代は、主に40～50歳前後。早い人で30代に発症するケースもあります。

しかも、厄介なことに、男性の更年期障害は、待っていてもよくなることがありません。女性の更年期障害は、閉経の前後5年以内だと定義されており、一過性の症状なのですが、LOH症候群はそういかないのです。

LOH症候群の症状は、大きくは「体の症状」「精神面の症状」「性に関する症状」の3つに分けられ、主に次のようなことがあげられます。

［体の症状］

- 筋肉量の低下
- 筋肉痛
- 疲れやすくなる
- のぼせ、ほてり、発汗
- 頭痛、めまい、耳鳴り
- 膝などの関節の痛み
- 太りやすくなる
- 頻尿

［精神面の症状］

- 些細なことでイライラする
- 不安に陥りやすい
- 元気がない
- やる気が出ない
- うつ症状
- 集中力の低下
- 記憶力の低下
- 睡眠が浅い

［性に関する症状］

- 性機能の低下
- 性欲の減少
- 性交時の幸福度低下

その不調、更年期かも

・朝立ちの減少

前項の「精神面の症状」の1つに「うつ症状」があげられていますが、最近の研究では、テストステロン値が低いとうつ病になりやすく、中高年男性のうつ病の患者はテストステロン値の低い人が多いということが確認されています。

テストステロンが減少すると、なぜうつ病になりやすくなるのか、現段階では正確なメカニズムはわかっていません。しかし、もともとテストステロンが、積極的に他人と関わろうという意欲を起こさせるホルモンであることを考えれば、減少すると行動するのがおっくうになり、内にこもってしまうのも納得できます。

テストステロンが少ない人は、扁桃体の蓋が緩んでしまうため、抑えられていた恐怖の記憶がよみがえり、不安感や恐怖感が強くなり、うつ症状が発現すると考えられます。

ＬＯＨ症候群とうつ病の症状は、重なる部分が非常に多く、それぞれが密接に関係しているのです。

「なぜか気持ちが落ち込む」

「やる気が出ない」

「イライラする」

「眠れない」

そんな症状があるとき、

「うつ病かもしれない」

と思ったことのある人は、多いのではないでしょうか。しかし、それはテストステロン低下によるうつ症状の可能性が大です。

あるメーカーの営業部でバリバリ働いていた営業マンＡさんの例です。

彼は、社長賞に表彰されるほど活躍していた営業マンですが、昇進をきっかけに企画部に異動しました。現場で働いてきたこれまでの仕事と違い、部下の管理や数字をつくる仕事がメインとなり、なかなか新しい仕事に馴染むことができませんでした。数か月経ったころには、よく眠れず、昼間はぼんやりしているため、ミスが増えるようになりました。

この状況を心配した上司が、病院に行くことを勧めたところ、その結果、うつ病と診断されました。ショックは大きかったのですが、病気を治したい一心で1日3回の治療薬を飲み続けました。

しかし、不安感は減ったものの、元気が出てくる気配はいっこうにありません。この状況を医師に訴えると、最初は4つだった薬が7つに増えました。けれども回復する兆しはまったく見えず、会社を休むことも増えました。

そんなとき、テレビを見てLOH症候群のことを知った妻から、専門外来へ行くことを勧められました。医師の診断では、テストステロン値が下がっている可能性があるということ。その後、採血して検査をしたところ、テストステロン値はLOH症候群の基準値をはるかに下回っていることがわかったのです。

このようにLOH症候群とうつ病は、よく間違われる病気です。また、LOH症候群とうつ病を合併して発症しているケースもあり、そのため、専門医でなければ正確な判断を下すのは困難です。

ＬＯＨ症候群とうつ病が異なる点の1つに、抗うつ剤を投与した際の効果の違いがあげられます。

うつ病の場合は、抗うつ剤を投与することで、症状の改善が見られるケースが多いのですが、ＬＯＨ症候群では改善が見られない、もしくは症状が悪化する場合があります。なぜなら、一部の抗うつ剤には、テストステロンを減少させてしまう働きがあるのです。また、ＬＯＨ症候群の人では、眠気やだるさ、吐き気、口の渇き、めまいなど、抗うつ剤の副作用が、うつ病の人に比べて強く出るケースもあります。

Ａさんがそうだったように、うつ症状が目立つと精神科を受診して、うつ病と診断されるケースは珍しくありません。しかし、治療をしても、いっこうに改善が見られない場合は、ＬＯＨ症候群を疑って、テストステロンが減少していないか検査を行うことをお勧めします。

その「出っ腹」も
アレが原因かも

テストステロンの減少は、ＬＯＨ症候群だけでなく、生活習慣病の発症リスクも増加させてしまいます。

注目したいのは「メタボリックシンドローム」とテストステロンの関係です。

メタボリックシンドロームは、日本語では「内臓脂肪型肥満」といい、腸の周りや腹腔内にたまる内臓脂肪の蓄積によって、複数の病気や異常が重なっている状態を指します。日本では、腹囲（おへその高さ）が男性85㎝、女性90㎝を超えていること、これに加えて

・高血圧
・高血糖
・脂質異常

のうち2つ以上が基準値を超えると、メタボリックシンドロームと診断されます。

なぜ、テストステロンが減ると肥満になりやすいのでしょうか。それはテストステロンの働きを考えれば、納得がいきます。

テストステロンには、筋肉を増やし、男性らしい体をつくる働きがあることはすでにお話ししましたが、それ以外にも、

- タンパク質を筋肉や内臓に変える働きを助ける
- 新陳代謝を高める
- 内臓脂肪を抑制する

といった働きがあるのです。

そのため、体内のテストステロンの量が低下すると、脂質、とくに中性脂肪やコレステロールの代謝が落ち、内臓脂肪も皮下脂肪も増え、脂肪のつきやすい腹部の筋肉がゆるんで、いわゆるビール樽のような体型になってしまうのです。

テストステロンの量が減少すると内臓脂肪が増えるというのは、臨床データからも明らかになっています。また、米国の医学誌「Diabetes Care(2010Jun;33(６):1186-92)」では、１８４９人の男性を対象にした調査から、太った男性はテストステロン値が低いことが発表されています。

こうしたことから、テストステロンは、メタボリックシンドロームの改善や予防に役立つのではないかと考えられています。米国ではこの推測を裏付ける研究が、すでに発表されています。

メタボと診断され、かつテストステロン値が低いと診断された45〜65歳の男性を対象に行った調査があります。

調査は、テストステロンを補充した人と補充しない人をそれぞれ20人のグループに分けて行いました。その結果、テストステロンを補充しないグループは、あまり変化がないのに対して、テストステロンを補充したグループでは1年目から改善し、5年で腹囲が平均9・6cm細くなっていました。また、体重も、テストステロンを補充しないグループはほとんど変化が見られませんでしたが、補充したグループでは、5年で平均15kgの減少がありました。

5年間の体重の変化

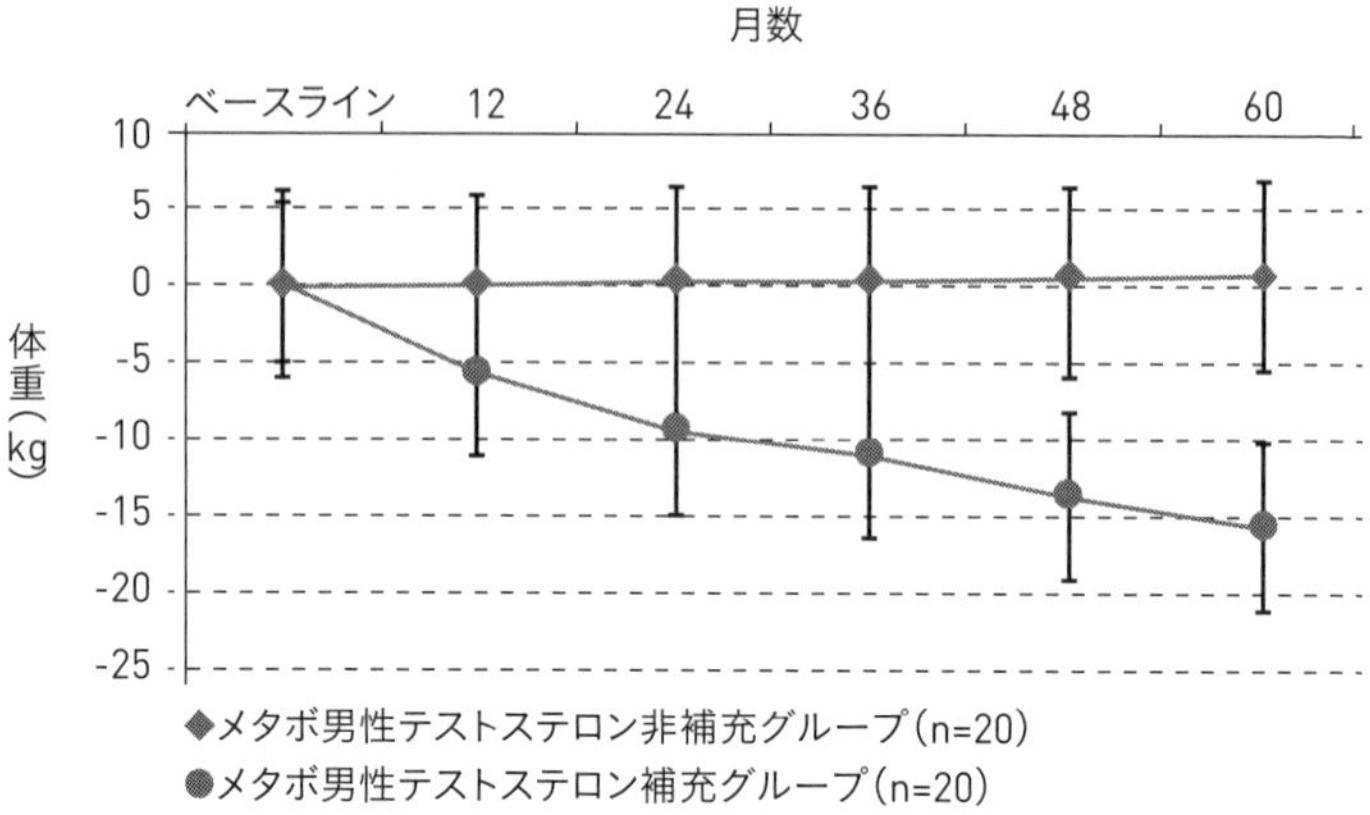

5年間の腹囲の変化

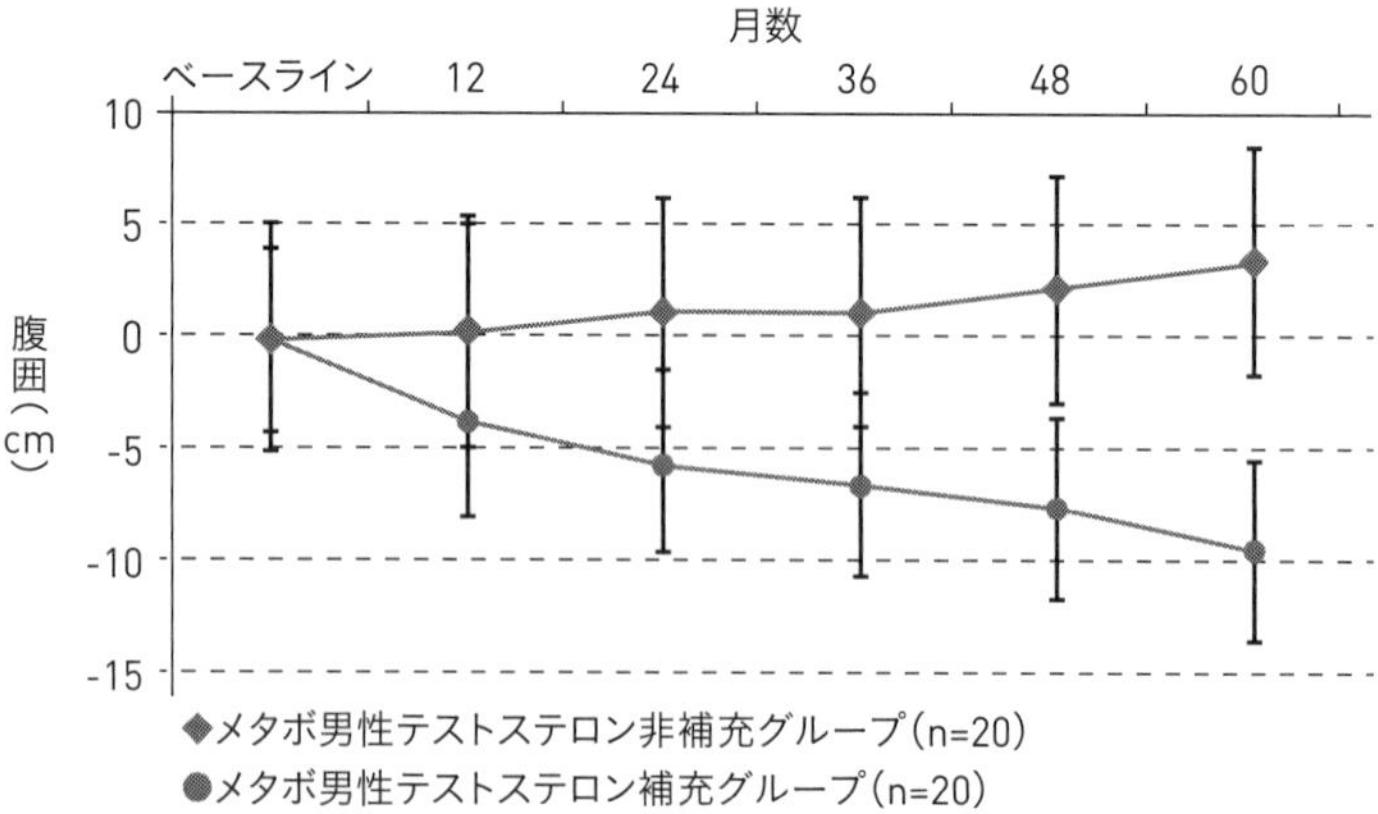

元気な男のバロメーター「テストステロン」

さて、みなさんは、NO（一酸化窒素）の働きをご存知でしょうか。一酸化窒素というと排気ガスや酸性雨など悪いイメージが頭に浮かぶ方も多いと思います。たしかに、自然界にある一酸化窒素は有害です。しかし、体内で分泌されるNOには、血管をしなやかにするという、とても大事な生理機能があるのです。そして、注目すべきは、テストステロンにこのNOを出す働きがあるということなのです。

そのためテストステロンの量が減少すると、NOの量も減少します。つまり、20代をピークに年齢とともにテストステロンは減っていきますから、それに伴ってNOの量も減っていくわけです。そうすると、血管の老化が進み、さまざまな心血管障害を引き起こしやすくなります。また、NOが不足すると、前出のメタボリックシンドロームを発症しやすくなることからも、テストステロンの低下は心血管障害の危険因子になると考えられます。

心血管障害の代表的な疾患としてあげられるのが、動脈硬化や心筋梗塞です。動脈硬化は、血管の内側にコレステロールや脂肪などが付着して、血管が狭く硬くなり、血液の流れが悪くなった状態で、進行すると心臓に大きな負担がかかるため、高血圧、心肥大、心不全などの疾患につながります。また、血管が狭くなったり、詰まったりすることで、心筋梗塞、狭心症、脳梗塞、下肢閉塞性動脈硬化症などを引き起こし、血管が破れると、くも膜下出血といった脳出血の危険があるなど、命に関わる重病を発症するリスクが増加します。

ちなみに、日本人の3大死因は

- がん（悪性新生物）
- 心臓病
- 脳卒中

ですが、そのうち心臓病と脳卒中の主な原因は動脈硬化です。

体内のテストステロン量が減少すると、糖尿病発症のリスクが高まります。

ご承知のとおり、糖尿病には大きく分けて「1型糖尿病」と「2型糖尿病」があり、前者は膵臓にあるランゲルハンス島が働かなくなり、インスリンがまったく、もしくはごくわずかしかつくられなくなる病気で、小児期に好発するのが特徴です。一方、後者は、膵臓から分泌されるインスリン量が少ない場合と、インスリンの働きが悪い場合（インスリン抵抗性）があり、多くは食生活や運動不足、あるいはそれらに基づく肥満など、環境因子によって引き起こされます。

近年わかってきたのが、テストステロンの低下も2型糖尿病の原因になる、ということです。2型糖尿病患者の血中テストステロン値を調べると、顕著な低下傾向が認められるという研究報告もあり、その関係性に注目が集まっています。

どうして糖尿病の患者さんには、テストステロンの減少が見られるのかというと、その答えは「筋肉量」にあります。

テストステロンには、筋肉をつくり維持する働きがありますから、そのテストステロンの量が減ってしまうと、当然の結果として筋肉量は減少してしまいます。そして、その筋肉量の減少は、インスリンの活動を阻害することがわかっているのです。

つまり、こういうことです。

［テストステロンが減少する］
←
［筋肉量が減少する］
←
［インスリン抵抗性を引き起こす（インスリンが十分に作用しない）］

このためテストステロンが減少すると、糖尿病を発症しやすくなるのです。

年齢を重ねるごとにトイレが近くなるのは誰しも経験することです。その原因の1つが実はテストステロンの低下です。テストステロンが低下すると、脳下垂体から分泌される「バソプレシン」というホルモンが減少します。バソプレシンは「抗利尿ホルモン」と呼ばれ、尿を濃縮する働きがあり、これが分泌されることで、私たちは正常な尿の濃度や量を維持することができます。そのため、バソプレシンの分泌量が減ってしまうと、尿がうまく濃縮されなくなり、トイレが近くなってしまうのです。

先述のように、テストステロンの低下は体内の一酸化窒素（NO）を減少させます。そうすると、膀胱の柔軟性が失われて、尿をたくさん溜められなくなり、頻尿になってしまいます。その証拠に、テストステロンを補充すると、頻尿が改善するケースも少なくありません。

夜間頻尿や排尿障害で悩んでいる人の多くは、EDを伴っているとも言われていますが、これもテストステロンとの関係を考えれば、頷けるかと思います。

話は少し横道にそれますが、前にあげた「テストステロン値の高い男性の傾向」の中に、「縄張り意識が強い」

というのがあったのを覚えているでしょうか。

男性は、女性に比べて自分のテリトリー、いわゆる「縄張り」にこだわる傾向にあります。女性は、初めて訪れる場所でも、比較的すぐにその場に馴染むことができます。ふらりと立ち寄ったカフェや図書館で、何の抵抗も感じずに、仕事や読書など、自分の世界に没頭できる女性は珍しくありません。しかし、男性は、

- いつものオフィス
- いつもの店

・いつもの図書館

さらに言えば「いつもの席」でないと、落ち着かない人が多いといわれています。

こうした男性特有の縄張り意識には、テストステロンが深く関わっていることがわかっています。そして、そこには前出のバソプレシンの存在が欠かせないのです。バソプレシンは、尿の濃度や量を調整する一方で、攻撃性や縄張り意識にも関わっていて、バソプレシンの分泌量が高い人は、男性的な思考、行動が強くなる傾向があるというわけです。

［テストステロンが減少する］

←

［バソプレシンが減少する］

←

［頻尿］

←

［縄張り意識が弱くなる］

簡単にいうと、こういうことです。

男の下半身とテストステロン

男性不妊もテストステロンと密接な関係があります。

以前は不妊というと「女性側の問題」と思われがちでしたが、近年ではその原因が男性側にある「男性不妊」というケースも多いことがわかってきました。WHO（世界保健機関）が実施した不妊症の原因調査では、男性にのみ不妊原因があるカップルは24％、女性にのみ不妊原因があるカップルは41％、男女ともに不妊原因があるカップルは24％、原因不明が11％。つまり、男性に何らかの原因のあるケースが、50％近くあったということです。そして、その男性不妊の原因の1つとして、テストステロンの低下があげられるのです。

テストステロンは、精子の産生に関与していますから、十分に分泌されなければ、精子の濃度、運動速度、活発度などが低下してしまいます。妊娠を成立させるためには、健康で元気な精子が必要不可欠ですから、精子がそのような状態では、とうてい卵子のもとへ辿りついて受精することなどできません。そのため、テストステロンが低下し、精子の質が下がってしまうと、男性不妊を発症しやすくなるのです。

不妊自体が世界レベルで増加傾向にあるなか、男性不妊もまた近年増加傾向にあります。その背景には、晩婚化や出産年齢の高齢化に加えて、環境汚染や農薬などの環境因子、ストレス社会の影響などが、複雑に絡み合っています。そして、前にもお話ししましたように、とくにストレスはテストステロンの分泌に悪影響を及ぼします。

ところで、

「前立腺がんは、男性ホルモンが多い人がなりやすい」

と思い込んでいる方は、いらっしゃいませんか？

しかし、テストステロンの数値が高いから、前立腺がんになる確率も高まる、というエビデンスは現在ありません。かつては前立腺がんと診断されると、テストステロンの分泌を抑える治療が行われていました。しかし近年は、テストステロンの減少がＬＯＨ症候群を引き起こすことがわかってきたため、患者さんそれぞれのがんの状態やホルモン値を確認した上での、オーダーメイド治療が主流になっています。

ご承知のとおり、前立腺は精液の一部をつくっている臓器で、膀胱の開け閉めを調整して、尿の出具合をコントロールする働きがあります。この前立腺が肥大すると、夜間頻尿、尿線細小、排尿遅延、残尿感などの症状が現れてきますが、それは前立腺の肥大によって尿道が圧迫されるからです。

さて、前立腺がんは、前立腺の細胞が正常な増殖機能を失い、無秩序に自己増殖することにより発生します。男性がかかるがんの中では最も多く、好発年齢は65歳以上とされ、初期の段階ではほとんど無症状で、少し進行すると前立腺肥大症と似た症状が出現します。

発症するとテストステロンが低下するケースがあり、また、テストステロン値が高い場合は転移しにくく、低い場合は悪性度が高い傾向にあることが認められています。

ちなみに、前立腺がんにはテストステロンの受け皿（受容体）があり、テストステロンを栄養にして成長していることがわかっています。このことから、前出のような「前立腺がんに男性ホルモンはよくない」という説が生まれたのでしょう。

前立腺とテストステロンの関係には、未解明の部分も多く残されていますが、手術で前立腺がんを切除した人は、術後にテストステロンの値が高くなり、手術を受けていない人に比べて長生きをする、というデータも報告されています。

セルフチェックできる男の更年期

これまで見てきましたように、テストステロンは男性の心と体にとって、なくてはならないホルモンであり、若さを保つためにも欠かせないホルモンです。この後2章・3章でEDやAGAについて詳しくお話ししますが、当然のことながら、これら男性特有の症状にも、テストステロンは深く関係しています。そのため、健康のためにも、男らしさを維持するためにも、自身のテストステロンがどのような状態にあるのかを把握しておくことが大事だと思います。

テストステロンが不足しているかどうかは、医療機関に行けば簡単にわかりますが、その前にここでセルフチェックをしてみてはいかがでしょう。
57ページの図は「ＡＭＳ調査票」といって、医療機関などで使われている質問表です。質問に答えて、採点してみてください。
合計点が、
26点以下→正常
27〜36点→軽度の男性更年期症状
37〜49点→中程度の男性更年期症状
50点以上→重症の可能性が高い
もし、50点以上であれば、医療機関で診てもらうべきでしょう。医療機関では、このＡＭＳ調査票に加えて、血液検査によるテストステロン値の測定を行います。
テストステロンには総テストステロンと遊離型テストステロンというのがあって、体内で実際に作用するのは遊離型テストステロンのほうです。また、症状との相関も総テストステロン値より遊離型テストステロン値のほうが明らかなので、後者の測定値が重要となります。
日本人男性の遊離型テストステロン値は、8・5pg／mlが正常値の下限とされており、11・8opg／ml未満までは、ボーダーライン（男性ホルモン低下傾向群）とされています（日本Men's Health医学会「加齢性腺機能低下症候群—ＬＯＨ症候群‐診療の手引き」）。

テストステロンの減少は「ホルモン補充療法」で治療することができます。日本ではまだあまり普及していませんが、米国ではテストステロンを補充するポピュラーな治療法として認知されています。

米食品医薬品局（ＦＤＡ）の発表によると、テストステロン補充療法を受けている患者数は、２０１０年には１３０万人でしたが、２０１３年には２３０万人に増加しています。ただし、治療を受けている患者の25％が、男性ホルモンのデータのチェックもせずに、ホルモン投与を受けているという報告もあり、問題が指摘されています。

テストステロン補充療法は、注射で直接体内に入れるケースと、塗り薬などで体内に取り入れるタイプなどがあります。

それぞれ特色があって、たとえば、注射の場合は、1回でテストステロン値を上げることができ、その後約1週間効果が持続しますが、一定期間が過ぎると、血中

加齢症状のセルフチェック（AMSスコア）

	症状		無	軽	中	重	強	点数
1	総合的に調子が思わしくない	身	1	2	3	4	5	
2	関節や筋肉の痛み	身	1	2	3	4	5	
3	ひどい発汗	身	1	2	3	4	5	
4	睡眠の悩み	身	1	2	3	4	5	
5	よく眠くなる、しばしば疲れを感じる	身	1	2	3	4	5	
6	イライラする	心	1	2	3	4	5	
7	神経質になった	心	1	2	3	4	5	
8	不安感	心	1	2	3	4	5	
9	体の疲労や行動力の減退	身	1	2	3	4	5	
10	筋力の低下	身	1	2	3	4	5	
11	ゆううつな気分	心	1	2	3	4	5	
12	「絶頂期」は過ぎたと感じる	性	1	2	3	4	5	
13	力が尽きた、どん底にいると感じる	心	1	2	3	4	5	
14	ヒゲの伸びが遅くなった	性	1	2	3	4	5	
15	性的能力の衰え	性	1	2	3	4	5	
16	朝立ちの回数の減少	性	1	2	3	4	5	
17	性欲の低下	性	1	2	3	4	5	
							合計点	

AMSスコアの評価基準

症状の程度	心理的要素	身体的要素	性機能要素	総合評価
なし	5点以下	8点以下	5点以下	17〜26点
軽度	6〜8点	9〜12点	6〜7点	27〜36点
中程度	9〜12点	13〜18点	8〜10点	37〜49点
重度	13点以上	19点以上	11点以上	50点以上

なんだかよくわからない体調不良が続くときは、男性更年期外来（泌尿器科）へ

濃度は元の数値近くに戻ってしまいます。一方、塗り薬は、痛みもありませんし、本来の男性ホルモンの変動に近いサイクルを自然な形で保つことができます。

いずれにしても、自分の体のリズムに合わせて投与することが重要ですから、専門医に相談し、正しい治療を行うことが肝心です。

元気がなくなってきたと思ったら、生活習慣をチェック

テストステロンは、生活習慣やストレスでも大きく乱れる可能性があります。そのため逆に、日々の生活習慣を振り返り、普段の生活を少し意識するだけでも、テストステロンアップにつながります。また、ホルモン補充療法などの治療効果にも好影響を与えます。

具体的には、運動、食事、睡眠がポイントです。

（1）運動

運動によって筋肉に刺激を与えると、テストステロンの分泌が促進されます。とくに加圧トレーニングなどの筋力トレーニングが効果的です。激しいトレーニングを短時間行うことでテストステロンの分泌量が多くなることが確認されています。また、同じリズムで体を動かすジョギングや縄跳びなども、同様な効果が確認されています。ただし、フルマラソンのような過酷な運動は、筋肉に大きなダメージを与えることによって、テストステロンが大量に消費され、血中テストステロンがいっきに低下してしまいますから、注意が必要です。

一方、脂肪が多いと、テストステロンの分泌を抑えてしまうプロラクチンというホルモンが増加する可能性があるので、肥満を防ぐためにも運動は大事です。

また、運動はストレス解消など精神面にも好影響を与えます。

（2）食事

テストステロンを増やすには、一般的に「精力がつく」といわれる食べ物が効果的です。たとえば、卵、鶏の胸肉、カキ、レバー、うなぎなど、亜鉛やビタミンD、良質のたんぱく質を含むものがいいとされています。

もちろん、バランスのとれた栄養摂取が前提ですが、亜鉛は「セックスミネラル」ともいわれるほど、男性能力に不可欠ですし、老化の原因である活性酸素の除去にも一役買います。ビタミンDは、ステロイドのホルモンであり、健康な精巣細胞の核の発達や、精子の質や数に必須のものです。このビタミンDも、テストステロンの分泌を増やします。また、たんぱく質も同様にテストステロンレベルを上げることがわかっています。

(3) 睡眠

質のよい睡眠をとることも、テストステロンの分泌を促します。毎日、体を動かし、同じ時刻に起床・就寝して、十分な睡眠時間を確保すること。こうした健康的な生活が何より功を奏します。

また、前に言いましたように、テストステロンはストレスにとても弱いので、良質な睡眠でストレスを解きほぐすことも、テストステロン値を上げることにつながります。

第2章

男を上げるガソリン、テストステロン

男の夜事情 人には聞けない

1998年の疫学調査によると、日本のED患者数（30〜79歳男性）は、ときどき性交ができない中等度EDが約870万人、常に性交ができない完全EDが約260万人、合わせて1130万人に達すると推定されました（ED診療ガイドライン2012年版）。

調査データが20年前のものであることを踏まえれば、現在のED患者数がさらに膨大な数字になることは、容易に想像できます。

また1995年時点で、EDを経験した男性は全世界で1億5200万人でしたが、これが2025年には3億2200万人に倍増するといわれています。

ところで、あなたは「ED」について、どのくらいご存知でしょうか？　きちんと説明できる方は、案外少ないのではないでしょうか。

EDは「Erectile Dysfunction」の略で、日本語では

「勃起不全」
あるいは
「勃起障害」
と訳されていますが、
「まったく勃起しない」
ということではありません。まったく勃起しないのはEDの症状ですが、
たとえば、
・なかなか勃起しない
・勃起の持続時間が短い
・最後まで満足のいくようなセックスができない
・日によって勃起しないことがある
・最近、セックスに自信が持てない
など、セックスの満足度が低い場合はすべてEDの可能性があるのです。

また、マスターベーションができるから、自分はEDではないと思い込んでいる方もいると思いますが、マスターベーションはパートナーと一緒にいるときと違っ

て、かなりリラックスした状態で行われますから勃起が起きやすくなります。

したがって、マスターベーションができるかどうかということは、EDの指標にはなりません。

くれぐれも誤解なさらないでいただきたいのですが、EDは治らない病気ではなく、治療をすれば治る病気だということです。実際、80歳を超える方でも健康上に問題がなければ、ED治療を行うことは可能です。

一方、「インポテンツ」という言葉がありますが、これは「ポテンツ＝能力」が「イン＝ない」、すなわち勃起する能力がない（勃起できない）ということです。したがって、以前は、特殊な疾患や不可逆的な外傷で、勃起の機能が完全に損なわれている状態をインポテンツといっていましたが、現在は、

「治癒しない」

「子どもができない」

などの差別的な意味合いがあることから、医学の現場では使われていません。

EDはその原因によって、大きく分けて以下の4つのタイプがあります。

①病気や外傷などが原因となる［器質性ＥＤ］
②精神的なストレスが原因となる［心因性ＥＤ］
③器質性と心因性２つの要素が合わさった［混合性ＥＤ］
④特定の薬剤服用が原因で起こる［薬剤性ＥＤ］

では、それぞれを簡単に説明していきましょう。

［器質性ＥＤ］

器質性ＥＤは、加齢に伴うものであれば、とくに動脈硬化が原因と考えられます。なぜなら、動脈硬化になると血管が十分に広がらないばかりか、血液の循環が悪くなります。そのため、陰茎海綿体にも十分な血液が流れず、ＥＤが起こりやすくなるのです。同様に、糖尿病や高血圧、脂質異常症など生活習慣病を抱えている人は、しばしば動脈硬化が進行しているケースがあるため、結果的にＥＤを発症しやすくなります。また、喫煙や過度の飲酒も同じ理由で、ＥＤを引き起こす原因と考えられています。

その他、脳出血、脳腫瘍、脳外傷、パーキンソン病、アルツハイマー病など、神経が障害される疾患、前立腺がんや膀胱がんの摘出術、直腸がんの切除術など、陰茎海綿体の血管や神経を損傷する危険性のある手術、交通事故などによる骨盤骨折や脊椎損傷といった外傷、前立腺肥大症、前立腺炎、精巣静脈瘤などの泌尿器科系の疾患も、器質性ＥＤの原因となることがあります。

［心因性ＥＤ］
心因性ＥＤは、ストレス、不安、うつなど、心理的な原因で起こるＥＤです。心因により「現実心因性ＥＤ」と「深層心因性ＥＤ」の2つに分けることができますが、より多く見られるケースは現実心因性ＥＤのほうです。

現実心因性ＥＤは、日常のちょっとしたことがストレスとなり、それが原因でＥＤを引き起こします。たとえばセックスの最中に女性から
「ちょっと元気がないわね」
とか、
「えっ、もう終わり？」

などと言われ、その言葉に敏感に反応してEDになってしまうこともあります。

また、「妻だけED」というのがありますが、これは妻に対してだけ勃起しないというEDです。たとえば、妻に頭が上がらず、妻だけは性欲の対象にならない、などというケースです。あるいは、妊娠を焦るあまり、妻が排卵日にだけ性交を迫ってきて、それが繰り返されるうちに、排卵日がくると夫がかならずEDになるケースがあります。これは不妊治療中のカップルの一部に見られる特徴といえます。

一方、幼児期の体験や性的トラウマなど、過去の出来事が原因となってEDを発症するのが深層心因性EDです。この場合、原因解明に時間がかかるため、治療が難しいケースが多々あります。

［混合性ED］
混合性EDは、器質性と心因性が絡み合って生じます。まず、何らかの病気によって、血管や神経に損傷が及び器質的なEDとなり、そして、その病気の症状やEDになってしまった不甲斐なさなどから、不安やストレスを感じるようになり、精神的な要因からもEDを引き起こしてしまうというケースが多いようです。

このように混合性ＥＤでは、正常な勃起に必要な精神的要素と器質的な要素の両方が欠けてしまうことになります。

［薬剤性ＥＤ］

薬剤性ＥＤは、服用している薬剤が引き起こすＥＤです。よく知られている薬剤としては、次のようなものがあります。

①中枢神経に作用する薬剤

・解熱、消炎鎮痛剤
・抗うつ薬
・抗けいれん薬
・抗不安薬
・抗精神病薬
・睡眠薬を含む向精神薬

②末梢神経に作用する薬剤

- 鎮痙薬
- 抗コリン薬
- 筋弛緩薬
- 麻酔薬

③循環器系に作用する薬剤

- 不整脈治療薬
- 利尿薬
- 降圧薬
- 血管拡張薬
- 脂質異常症治療薬

④消化管に作用する薬剤

- 消化性潰瘍治療薬

・抗コリン薬
・鎮痙薬

最近、最後までイカないと思ったら

男性なら誰しも、自分がＥＤか不安になったことが、一度や二度はあるのではないでしょうか。若い人はともかく、40代以上の方なら

「もしかして……」

と思うような場面もあったのではないですか。あるいは疑いがあるが、病院に行って診てもらうのには抵抗があって、そのまま放置している、という方もいるかもしれません。でも、悩んでいるだけでは、前に進むことはできません。

ときには、ちょっと勇気を出すことも必要です。

まず、自分がＥＤになっているかどうかをチェックしてみましょう。

ＥＤかどうかを見分けるのは、実に簡単です。１つの目安としては「中折れ」が

あります。つまり、セックスの最中に勃起力が低下するというものですが、この中折れはEDの顕著な初期症状といえます（ただし、性交中に勃起が消えてしまう外的要因が発生したときは別です）。もし、最近中折れが多くなったと感じたなら、EDを疑ってみてください。

もっと確実な見分け方は、「朝立ち」の有無です。朝立ちがなくなると、それはEDの始まりです。

健康な男性は睡眠時4～5回くらい勃起します。これは「夜間勃起現象」といって、性的な刺激とはまったく関係なく起こる勃起です。

睡眠にはレム睡眠とノンレム睡眠があり、前者は、体が寝ていても脳が半分起きているような状態で、後者は、筋肉は活動しているが脳は眠っている状態です。つまり、レム睡眠は眠りが浅い睡眠で、一晩のうちに4～5回あり、このときには正常な男性であれば、かならず勃起するのです。夢を見るのもこのレム睡眠のときですが、その夢が性的なこととは無関係でも勃起します。

朝立ちは、朝目覚めたときに直前のレム睡眠のせいで勃起している状態のことなのです。

ここでいう正常な男性の「正常」とは、勃起するための神経、血管、陰茎機能、男性ホルモンなど、男性が勃起するための身体機能が正常ということです。先ほどお話ししましたように、ＥＤには原因別にタイプがありますが、うつ状態や不安神経症など心の要因で勃起しない心因性ＥＤの場合、このレム睡眠のときには勃起します。

勃起が起こるためには、神経や血管が正常に働くこと、そして勃起に関わるさまざまな物質が放出されなくてはなりません。

男性の陰茎には、左右一対の陰茎海綿体と、その下に1本の尿道海綿体が通っていますが、このうち勃起に関係するのは陰茎海綿体のほうです。陰茎海綿体は、細い血管が網の目のように張り巡らされたスポンジ状で、周りを白膜が覆っています。普段（勃起していないとき）は、この陰茎海綿体につながる血管（海綿体動脈とラセン動脈）や平滑筋は収縮していて、血液が中にどっと流れ込むことはありません。毛細血管を通して、海綿体組織に栄養や酸素を運ぶだけにとどまっています。

しかし、いったん性的刺激があると、まず脳の中枢神経が興奮し、その情報が副交感神経である骨盤神経を経由して陰茎海綿体神経に伝わります。そして、神経からNO（一酸化窒素）が分泌し、さらに陰茎海綿体の血管内皮細胞（血管の内側の細胞）からもNOが放出され、陰茎海綿体に滲み渡っていきます。すると、サイクリックGMPという物質が陰茎海綿体の中で増えていき、海綿体動脈とラセン動脈の弛緩が始まり、動脈血が陰茎海綿体に流れ始めます。さらに海綿体の平滑筋が弛緩することによって、大量の血液が入ってきます。つまり、陰茎海綿体の中にどんどん動脈血が送り込まれて充満します。これが勃起のメカニズムです。

簡単にいうと、こうなります。

[性的な刺激]

←

[副交感神経興奮]

←

[神経からNO放出]

←

[血管内皮細胞からNO放出]

←［サイクリックＧＭＰ増加］

←［陰茎の動脈弛緩・海綿体平滑筋弛緩］

←［動脈血大量流入］

←［勃起］

陰茎海綿体に流入した血液が流出しないのは、白膜と拡張した海綿体洞によって貫通静脈が圧迫されるからです（静脈閉鎖機構）。

ちなみに、勃起した陰茎海綿体は硬くなりますが、裏側の尿道海綿体——尿や精液の通り道は、勃起時も柔らかいままです。さらに、亀頭も尿道海綿体の延長なので、勃起しても硬くなりません。

男にこそ、大切なのはリラックス

　このように勃起は陰茎海綿体の筋肉や血管が緩むことによって起こりますから、リラックスがとても重要です。副交感神経の「興奮」というと、何やらすごい興奮状態を連想されるかもしれませんが、楽しみや喜び、癒されているといった精神状態のときには、副交感神経が活発化するということで、それはリラックスしているということなのです。

　自律神経には交感神経と副交感神経があり、簡単には、前者は緊張の神経、後者はリラックスの神経ということができます。交感神経からはノルアドレナリンという物質が放出され、それによって血管が収縮し、その結果血圧も上昇します。

　つまりノルアドレナリンが放出されるような緊張状態では、リラックスの副交感神経は働きません。もちろん、勃起に必要なNO（一酸化窒素）も放出されません。副交感神経が優位な状態、すなわちリラックスした状態で、はじめてNOが放出され、勃起が起こるのです。

しかし勃起している状態でも、ちょっとしたことがきっかけで緊張状態に入ってしまうと、副交感神経が交感神経に取って代わられ、NOが出なくなってしまいます。また、陰茎海綿体の筋肉も交感神経が働くと収縮してしまいます。勃起が瞬時にして消えてしまうのは、このためです。

射精の後、勃起がすぐに収まるのも、同じ理屈です。射精のときは心臓が速く脈打っていることを自覚しますが、これは交感神経の働きによるものです。そのため、射精をすると、副交感神経の興奮で起きていた勃起が、消えてしまうというわけなのです。

思春期のころ、部屋で1人、刺激的な写真や本をこっそり見て勃起しているときに、外で何か物音がしたり、母親に呼ばれたりすると、

「途端に勃起が消えてしまった」

という経験があると思いますが、これも交感神経の働きです。

男を元気にする最強のガソリン

これまでお話ししてきましたように、正常な勃起のために必要不可欠なのがNO（一酸化窒素）です。血管の内側には血管内皮細胞という細胞の層があり、NOは主に、この血管内皮の細胞でつくられています。

血管は全身をくまなく巡り、その中を流れる血液によって、すべての臓器、組織に酸素や水分、栄養を供給し、それと同時に老廃物を排出しています。つまり、血管は、体の全細胞をコントロールしている重要な器官であるといえます。

NOは、その血管を拡張して、血流を調整する働きがあります。つまり、NOが十分に分泌されていると、血管が広がって血流がよくなりますから、血管に負担がかからず、血圧が安定するのです。この血管拡張作用が、勃起にもとても重要なのです。

また、年齢を重ねると、誰でも動脈内にコレステロールなどの脂肪（プラーク）

がつきやすくなり、堆積すると血管が狭まって動脈硬化を引き起こします。NOは、このプラークをつきにくくし、動脈硬化を防ぐ働きもあります。さらに、血管内の炎症や傷を修復する働きがあり、血栓ができることを防ぎます。

その他、NOは神経細胞や白血球でも大量につくられ、血管以外にも体のあらゆる器官の生理機能を正常に保つ働きをしています。

このように、私たちの健康に欠かせないNOですが、発見されたのはほんの20年ほど前です。それまでは、

「血管を拡張させる物質がある」

ということは言われていたのですが、その物質が何であるかは特定されていませんでした。

NOの存在と役割を明らかにしたのは、フェリド・ムラド、ロバート・ファーチゴット、ルイ・イグナロの3人の学者でした。彼らは、この発見により1998年に、ノーベル生理学・医学賞を受賞しました。

NOの発見は、医学史上、画期的な出来事でした。これによってED治療は、大きく前進することになったのです。

NOは、勃起するためになくてはならないものですが、その際に重要な働きをするのが「サイクリックGMP」という物質です。サイクリックGMPは、NOが血管や筋肉に作用して生成され、直接的にはこの働きによって、血管や筋肉の緩みが起こるのです。

つまり、性的興奮を脳が感じとるとNOが放出され、それと一緒に働くのがサイクリックGMPで、陰茎海綿体の平滑筋や陰茎の動脈を弛緩させることで多くの血液が流れ込み、勃起するわけです。

NOとサイクリックGMPの両方が十分にあることが、勃起の必要条件なのです。ところが、サイクリックGMPはPDE5という酵素に分解され、その働きを失ってしまいます。では、どうしたらいいかというと、それはNOを増やすことです。NOが増えればサイクリックGMPの生成も増加しますから、たとえ一部がPDE5に分解されたとしても、十分余力があるわけです。

後述するバイアグラなどのED治療薬は、このPDE5を阻害する薬で、サイクリックGMPが分解されるのを防いで、その働きをより活性化させることを目的としています。

いいセックスに必要な4条件

いい勃起が維持できるか、できないかは、男性にとって、そしてパートナーにとっても大きな問題です。いい勃起が維持できているということは、

①テストステロンのレベルが維持できていること
②勃起に関係する神経機能が正常であること
③陰茎海綿体の機能が正常であること
④よい精神状態であること

の4つが必要で、これらのうち1つでも欠けてしまうと、いい勃起を維持することはできません。

なかでも男性ホルモンであるテストステロンの減少は、前章でお話ししましたよ

うに、ＬＯＨ症候群を招き、心と体にさまざまな不調を出現させ、ＥＤの大きな原因の１つになります。なぜなら、テストステロンには、筋肉を増強する作用や、精神活動を活発にする作用があるほか、ＮＯ（一酸化窒素）を供給して血管の健康を保つ働きもあります。そのため、テストステロンが減ってしまうと、ＮＯが不足し、サイクリックＧＭＰも枯渇して、ＥＤを発症してしまうのです。

酸化ストレスもＥＤの大きな原因の１つです。

酸化ストレスとは、

「酸化反応により引き起こされる、生体にとって有害な作用」

のことです。私たちは、呼吸をすることで酸素を体の中に取り入れ、それを利用してエネルギーをつくっています。しかし、体内に取り込まれた酸素の数％は、通常の状態でも不完全に還元され、活性酸素に変化します。そして、その活性酸素は、感染防御、代謝調節、細胞内の情報伝達などに働きます。

役割を終えた活性酸素は、通常、血液中や組織に存在しているスーパーオキシドジスムターゼ（ＳＯＤ）、カタラーゼなどの抗酸化酵素や、ビタミンＥ、ビタミンＣなどの抗酸化物質によって、体に負荷がかからないように速やかに消去されます。

ところが、さまざまな原因（83ページ 酸化ストレスが高まる要因参考）で、活性酸素が過剰につくられたり、その処理能力（活性酸素を無害化する能力）が低下したりすると、活性酸素はそのまま体内に残ってしまいます。この体にとって不要な活性酸素が細胞傷害をもたらすのです。

つまり、活性酸素によって体がどんどん酸化して、老化現象や病気が引き起こされるのです。

このことは、当然、血管も例外ではありません。

血管は活性酸素により傷つけられ、十分なNOを出せなくなってしまうのです。

［体内の活性酸素が多くなる（酸化ストレス）］

↓

［活性酸素が、神経や血管の細胞を傷つける］

↓

［神経や血管から十分なNOが分泌されなくなる］

↓

［血管が十分拡張しなくなる］
←
［血管に十分な血液が流入しなくなる］
←
［勃起しなくなる］

簡単には、こういうことです。

メタボリックシンドロームの人がＥＤであるケースがしばしばありますが、これも酸化ストレスが大いに関係しています。

なぜなら、内臓脂肪は過剰な活性酸素を産生します。すると抗酸化物質によって除去されない活性酸素が体内に残って、酸化ストレスが高い状態になります。そして、その活性酸素が神経や血管を傷つけることで、ＮＯの産生量が減り、血管が拡張しなくなって、十分な血流が得られなくなり、勃起しにくくなる＝ＥＤになるというわけなのです。

酸化ストレスが高まる要因としては、虚血やストレスなどの病的な状態や、紫外線、大気汚染、タバコ、過度の飲酒、薬剤、慢性的な寝不足、過度の運動、酸化した食べ物を摂るなど、さまざまなことがあげられます。

ただし、お酒に関しては、適度な飲酒であれば、逆にＥＤ防止につながるともいわれています。お酒を飲むとリラックスしますから、勃起しやすいということもありますが、飲酒には、酸化ストレスを減らす効果もあるのです。これは、お酒を飲むと、アルコールデヒドロゲナーゼという酵素が活性化し、この酵素が活性酸素を消去し、酸化ストレスを軽減させるのです。

緊張、焦り、不安は禁物

交感神経ばかりが活発に働いている状態は、ＥＤを誘発します。勃起しやすいのは、心身がリラックスしているときです。

私たち人間の神経は、脳や脊髄にある中枢神経と、全身にある末梢神経の2つに大きく分けられ、末梢神経には体性神経と自律神経があります。そして、多くの内臓器官の機能に関わるのが自律神経で、これは私たちが自由にコントロールすることができない神経です。

ご存知のように、自律神経は交感神経と副交感神経に分けられ、通常はシーソーのようにバランスをとりながら働いています。すなわち、交感神経は「闘争と逃走の神経」と呼ばれ、激しい活動を行っているときに活発になり、血管の収縮、瞳孔の拡大、心拍数の増加、発汗、胃腸の抑制、膀胱の弛緩などが見られます。一方、副交感神経は安静時に優位となる神経で、体を休めくつろいでいるとき、食事をしているとき、性交をしているときなどに活発になり、血管の拡張、瞳孔の縮小、心拍数の減少、胃腸の活発化、膀胱の収縮などが見られます。

要するに勃起は、自律神経の中でも副交感神経が担当している現象なのです。激しい興奮状態や強い刺激を受けている状態、苦痛を感じている状態など、交感神経が優位になっている状態では、目の前にどんなに官能的な美女がいたとしても、勃起はしません。

そのため、

「勃起をしたいのに、できない」

「とても性的興奮があるのに、勃起しない」

というのは、何らかの原因で自律神経が交感神経優位になっている可能性があります。

その原因の最たるものが、ストレスです。私たちは、緊張、焦り、不安といったストレスがかかったとき、体の中では交感神経が非常に活発に働いているのです。

しかし、この反応は自然な反応ですから、心配するには当たりません。問題なのは、こうした状態が長期にわたって続いた場合です。慢性的に続くストレスは、自律神経のバランスを崩してしまうのです。また、短期であっても、あまりにも強いストレスは同様のことが起こります。

たとえば夜の営みを始めようとすると、突然、交感神経が登場してきて、「勃起しない」ということが起きたりします。こうしたストレスによる自律神経の乱れが、心因性のＥＤに発展してしまうこともあります。

自律神経が乱れると、勃起しにくいだけではなく、さまざまな不調が現れます。したがって、正常の勃起のためにも、心身の健康のためにも、交感神経を休ませる必要があります。しかし、現代社会では、多くの方が、交感神経を常に働かさざるをえない環境にあります。そんななか、自分なりにリラックスできる方法を見つけることも大事です。

うつ病とED原因はストレス

うつ病とEDには深い相関関係があり、うつ病を患っている人は同時にEDである可能性が疑われます。

厚生労働省の「平成26年患者調査」によると、うつ病などの気分障害で、医療機関を受診している総患者数は111万6000人にものぼり、前回調査の平成23年（95万8000人）に比べると、約16％の増加でした。

また、年代別では、トップが40代で、全体の19・6％。この数値は平成26年の人口構成比（40代は全体の14・5％）を大きく上回るものです。以下、順に60代（全体の17・3％、人口構成比14・3％）、50代（同15・5％、12・2％）と続き、40〜60代といった壮年層の割合が高く、いずれも人口構成比より高い数値になっています。

このことから、とくに職場の中核となる年代にメンタルヘルス障害の発症が多いことが見て取れます。

これは、この年代の人たちが責任ある立場にあるがゆえに、大きな社会的なストレスをかかえているのと同時に、加齢や生活習慣に伴う生物学的ストレスが、大きな原因になっていると考えられます。

そこで、思い出していただきたいのが、前出した「交感神経」と「酸化ストレス」と「ＥＤ」の関係です。

うつ病の原因とそっくりだとは思いませんか。

社会的ストレスは、交感神経を活発化させる外部からのストレスです。生物学的ストレスのメインは、具体的には酸化ストレスです。つまり、ＥＤの原因は、そのままうつ病の原因でもあるのです。

うつ病は、ある種の逃避行動です。社会的ストレスが高まって、交感神経ばかりが働いて、緊張状態が続くと、人間は防御反応として逃避を試みるようになります。そして、その逃避行動の1つがうつ病なのです。

一方で酸化ストレスが高まると、ＮＯ（一酸化窒素）が減少します。すると脳の中の神経細胞の伝達がうまくいかなくなるなど、脳機能に異常が生じます。これもうつ病の1つの原因です。

このことからも、EDとうつ病は、双方向に関連し合っているといえるのです。

たとえば、うつ病の代表的な症状に「抑うつ気分」があります。これは、つらい気分の落ち込みがずっと続き、外部の刺激に対しての反応が鈍くなるというものですが、その中には当然、性的興奮も含まれます。しかし、うつ病では、勃起反応を起こすトリガーとなる性的興奮が起きないため、EDが引き起こされやすくなってしまいます。

また、勃起は脳が性的興奮を感じて、指令を出すことから始まりますが、うつ病の場合、その脳からの指令が行き届かず、思うように勃起することができなくなってしまうことがあるわけです。

逆に、EDそのものが、うつ病のリスク要因になってしまうこともあります。つまり、EDであるということが強いストレスになり、うつ病を引き起こすこともあるのです。

ＥＤはもっとも身近な生活習慣病

１章でお話ししましたように、ＬＯＨ症候群には、男性ホルモンであるテストステロンが大きく関わっており、その減少は、生活習慣病のリスクを高めます。

糖尿病、高血圧症、脂質異常症、脳梗塞、心筋梗塞などの生活習慣病は動脈が硬化することで起こります。たとえば、心筋梗塞は、心臓の動脈（冠動脈）が硬化して、脳梗塞は脳の動脈が硬化して起こります。

実は、ＥＤも、これと同じように、動脈が硬化することで起こります。すなわち、陰茎周辺の動脈が硬化して起こるのがＥＤなのです。

心臓の動脈の太さは３〜４㎜、脳の動脈の太さは５〜７㎜、それに対して陰茎の動脈はわずか１〜２㎜程度と、非常に細くてダメージを受けやすい血管です。

そのため真っ先に陰茎の血管が変調をきたします。つまり、最初に動脈硬化症が現れるのが陰茎で、それがＥＤということなのです。

別の言い方をするなら、ＥＤはもっとも早く現れる生活習慣病です。したがって脳梗塞や心筋梗塞になった人は、全員がＥＤであるといえます。

逆にいえばＥＤは脳卒中や心臓病の前触れかもしれないのです。早い段階に気づいて治療すれば、脳卒中や心臓病をはじめとする、他の生活習慣病の予防をすることができる、ということなのです。

また、夜間頻尿や排尿障害とテストステロンの関係についてもお話ししましたが、こうした下部尿路症状は、膀胱の過敏性や前立腺肥大症などが原因で起こります。そして、これも、骨盤の動脈硬化が関係しているのです。

というのも勃起させる動脈も、膀胱や前立腺に栄養を運ぶ動脈も、内腸骨動脈という動脈から分かれています。そのため動脈硬化が進行すると、ＥＤになり、さらに膀胱も障害されて尿が溜められなくなったり、出にくくなったり、前立腺が肥大したりするのです。

男に必要な血管のアンチエイジング

動脈硬化の原因は血管の内皮細胞の障害です。内皮細胞は血流が速くなると、血管拡張物質であるＮＯ（一酸化窒素）を産生して放出します。ＮＯは中膜にある平滑筋に作用した結果、平滑筋の緊張がゆるんで血管が広がるため、血管の機能を向上させることこそ、ＮＯを増やし、ＥＤやうつ病、その他の生活習慣病、記憶力の低下、頻尿といった、さまざまな「男の不調」を改善し、若々しく、健康的に暮らす秘訣なのです。

つまり、男性にとってのアンチエイジングとは、

「血管のアンチエイジング」

すなわち血管を若々しく保つことだといえるのです。

もちろん、ＥＤの改善も、血管のアンチエイジングなくしてはできません。

勃起と男性の生命力には、密接な関係があります。正常な勃起は、血管が健康であるという証拠であり、酸化ストレスが低いということです。セックスをするかどうかにかかわらず、それは男性にとっていわば「生きがい」であり、「生活の張り」の指標なのです。

米国の心臓病の学術誌に掲載された興味深い論文があります。

中高年男性1165人を15～17年にわたって追跡調査した結果、週に2回以上セックスをしていた人は、1回以下の人に比べて明らかに心血管疾患の発生が少なかったというものです。

セックスをする時間がない、あるいはパートナーがいなければ、マスターベーションだけでもかまいません。とにかくよい勃起を起こして、射精をたくさんするというのが長生きのコツであり、それがアンチエイジングです。

ここで、自分の勃起度チェックをしてみましょう。95ページの表は、ED診療ガイドラインにも載っている「SHIM（Sexual Health Inventory for Men）」というテストです。

22点以上であれば、勃起力は正常です。17～21点は軽症のＥＤ、12～16点は軽症～中等症のＥＤ、8～11点は中等症のＥＤ、1～7点は重症のＥＤと考えられます。なお、4点以下の場合は、セックスの機会がなかった、セックスを試みなかったということで、正常、異常の判断ができないということになります。

あなたの結果はいかがでしたか。中等症、重症と出た方は、すぐに医療機関へ。軽症の方も早めに受診されることをお勧めします。

なかには、

「セックスレスだから、ＥＤでも別にかまわない」

と考えている方もいるかもしれません。

しかし、これまでお話ししてきたようにＥＤは「勃起しにくい」だけの病気ではなく、血管の老化、血管の機能低下に起因した生活習慣病です。ＥＤであるということは、脳梗塞や心筋梗塞などの、より重度の生活習慣病にかかるリスクがあるということです。

また、セックスレスの原因がＥＤにあるということも考えられます。

「セックスなんて、自分にはまったく関係ない」

EDセルフチェック

年　月　日　氏名

カルテ番号

最近6か月で、あなたの状態に該当するスコアに○をつけてください。

1 勃起してそれを維持する自信はどの程度ありましたか？		非常に低い	低い	中くらい	高い	非常に高い
		1	2	3	4	5
2 性的刺激によって勃起した時、どれくらいの頻度で挿入可能な硬さになりましたか？	性的刺激はなかった	ほとんど、又は全くならなかった	たまになった（半分よりかなり低い頻度）	時々なった（ほぼ半分の頻度）	しばしばなった（半分よりかなり高い頻度）	ほぼいつも、又はいつもなった
	0	1	2	3	4	5
3 性交の際、挿入後にどれくらいの頻度で勃起を維持できましたか？	性交を試みなかった	ほとんど、又は全く維持できなかった	たまに維持できた（半分よりかなり低い頻度）	時々維持できた（ほぼ半分の頻度）	しばしば維持できた（半分よりかなり高い頻度）	ほぼいつも、又はいつも維持できた
	0	1	2	3	4	5
4 性交の際、性交を終了するまで勃起を維持するのはどれくらい困難でしたか？	性交を試みなかった	極めて困難だった	とても困難だった	困難だった	やや困難だった	困難でなかった
	0	1	2	3	4	5
5 性交を試みた時、どれくらいの頻度で性交に満足できましたか？	性交を試みなかった	ほとんど、又は全く満足できなかった	たまに満足できた（半分よりかなり低い頻度）	時々満足できた（ほぼ半分の頻度）	しばしば満足できた（半分よりかなり高い頻度）	ほぼいつも、又はいつも満足できた
	0	1	2	3	4	5

22〜25点…EDなし
17〜21点…軽度ED
12〜16点…軽度ないし中等度ED
8〜11点…中等度ED
1〜7点…重症ED

合計点数　　　　点

「もう卒業しました」

などと言っている人も、実は過去に、なかなか勃起せずにセックスがうまくいかないことが続いて、パートナーとの関係も気まずくなってしまったなどという経験があり、結果的にセックスレスになってしまったケースも少なくありません。

いずれにしてもＥＤのリスクを考えれば、治療はすべきなのです。

同様に、

「もう年だから、勃起しなくても当たり前」

と考え放置するのもいけません。ある程度の年齢になれば、体にさまざまな不調が出るのは、いたしかたのないことです。

高齢になればＥＤになる傾向があることも確かです。だからといって、それを放置しておいていいわけがありません。

病気になれば、それを治そうと病院へ行きますよね。ＥＤも同じです。高齢であっても、きちんと治療すべきです。

第3章

デキる男は髪やカラダで差をつけている

男のほうが気にする髪の量

昭和の懐かしいテレビCMに、

「髪は長〜い友だち」

というフレーズがありましたが、実際には、その「友だち」がだんだん少なくなって、寂しい思いをしている方がたくさんいます。

2003年に実施された意識調査によると、日本の成人男性4200万人のうち、薄毛を「自認している」人は1260万人、薄毛を「気に病んでいる」人は800万人で、そのうち650万人が何らかの方法で薄毛への対処をした経験を持ち、現在も500万人が薄毛、抜け毛対策を行っているという結果が出ています（厚生統計協会・日本の将来推計人口「2000年1月推計」の年中位推計より推定）。

時代や地域、民族、宗教などの違いから、髪型の流行はさまざまに変遷してきましたが、薄毛が「格好いい」ともてはやされたことは、おそらくないと思います。

旧約聖書には、紀元前11世紀頃ペリシテ人の支配下にあったパレスチナを舞台にしたヘブライ人・サムソンの物語があり、髪のパワーについて記述しています。

サムソンは神から怪力を授かっていましたが、ペリシテ人はその怪力にほとほと手を焼いていました。そこで、サムソンが恋してしまったペリシテ人の娘デリラを利用して、サムソンの弱点を探りだし、ついにサムソンの怪力をなくすことに成功するのです。このサムソンの弱点こそが髪を失うことでした。彼は、髪の毛を剃られたことで、力を失ってしまったのです。

ヘブライ人には、

「頭に剃刀を当てない」

という神との誓いがあり、髪を剃ることはタブーだということが、この物語の背景にはあります。

また、古代ギリシャのヒポクラテスは、

「鳩の糞を使って、抜け毛の治療をしていた」

と伝えられています。この時代からすでに、抜け毛や薄毛は「好ましくない」と、とらえられていたのでしょう。そういえば、古代ローマのシーザーが、月桂冠を被っていたのは、禿頭を隠すためだった、ともいわれています。

こうしてみると、古代より、髪は女性だけでなく、男性にとっても大事な存在であったことがわかります。

薄毛を気にしている男性の多くは、家族、知人、他人を問わず、女性から

「髪の薄い人だ」

と思われることを気にしているようです。そして、薄毛は

「異性に対して魅力的でない」

「かっこ悪い」

と思っていて、それは行動の変化にも現れることが多いようです。髪がフサフサしていたときに比べて自信がもてなくなり積極的になれない、という声はよく聞きます。

なぜ、髪の毛は減るのか？

　では、抜け毛や薄毛は、どうして起こるのでしょうか。

　抜け毛・薄毛の対策には、髪の毛の構造、生えるしくみを知っておく必要があります。

　髪の毛は、大きく「毛幹」と「毛根」に分けられます。毛幹は頭皮から外に出ているところで、私たちが普段、髪の毛と呼んでいる部分です。

　毛根は、頭皮よりも奥、毛穴の中に埋まっている部分で、その最深部には丸く膨らんだ「毛球」という部位があり、その毛球の少しくぼんだ根っこの部分に「毛乳頭」があります。また、毛根は「毛包」と呼ばれる鞘のようなもので包まれています。この毛包の周りには、毛細血管が網の目のように張り巡らされ、髪の成長に必要な栄養分や酸素などを毛包に届けています。

　髪の毛の成長のカギを握っているのは毛乳頭です。毛乳頭の周りには、これを取り囲むように「毛母細胞」がたくさん存在し、通常は毛細血管から栄養分を吸収しながら、増殖、分化を繰り返して髪の毛をつくり、上へ伸びていきます。これが髪の伸びるしくみです。そして、このとき毛母細胞に

「髪の毛を伸ばして！」

と、細胞分裂の指令を出すのが毛乳頭なのです。

分裂した毛母細胞の一方は毛乳頭付近に残り、もう一方の分裂細胞が徐々に角質化して、毛髪を形成していきます。つまり、髪の毛は角質化した毛母細胞の集まりそのものということができます。

また、毛母細胞は細胞分裂により髪の毛をつくり出すだけでなく、その際の髪の毛の色を決めるという役割も持っています。

毛球部には、メラニン色素を保有したメラノサイトがあり、毛母細胞は細胞分裂のときに、このメラノサイトからメラニン色素を受け取って、もともとは無色の髪の毛に色をつけます。白髪は、何らかの理由でメラノサイトの働きが悪くなり、メラニン色素をつくれなくなったり、毛母細胞にメラニン色素が渡されなくなったりすることで現れます。

ちなみに、エステによる永久脱毛はレーザーを当てて、毛乳頭を破壊することで毛が生えてこないようにする施術ですが、これは意外にたいへんで、何度も施術を受けなければ、毛乳頭を破壊することはできません。毛乳頭は、それほど丈夫なのです。

しかし、毛根が死滅するパターンは2つあって、1つは今言いました毛乳頭や毛母細胞など、毛根の重要な細胞が破壊されることですが、もう1つは毛母細胞の細胞分裂が止まってしまうことで起こります。そして後者は、AGA（男性型脱毛症）などが原因で、案外、容易に起こってしまうのです。

細胞には、分裂回数に制限がありますから、もし毛母細胞が分裂しつくしてしまったなら、それは毛根が死滅したということです。そのため、薄毛は、毛母細胞の寿命がつきないうちに、早めの対策が必要なのです。

悩める男の頭髪事情

髪の毛は「軟毛」と「硬毛」の2種類に分けることができます。軟毛は、メラニン色素がほとんど含まれていないことから、硬毛より色が薄く、細いのが特徴。それに対して硬毛はメラニン色素が多く含まれており、太くてしっかりとしているのが特徴です。

赤ちゃんの髪の毛は柔らかくてふわふわしていますね。それが大きくなるにつれてしっかりしてくるのは、軟毛から硬毛に変化したからです。このように人の髪の毛は、体の成長にしたがって生え変わりが起こります。

しかし、この2つを正確に分ける境界線は、実ははっきりしていません。さらにいうなら、この2種類はまったく別個のものではなく、さまざまな因子の影響で入れ替わることがあります。前出の赤ちゃんから大人への変化はまさにそれですが、AGAに代表されるように、硬毛が軟毛に戻ってしまうこともあります。

次に「髪の毛」自体の構造を見てみましょう。髪は大きく分けると、

①一番外側の「キューティクル（毛小皮）」
②中間部の「コルテックス（毛皮質）」
③中心部の「メデュラ（毛髄）」

の3つの層からなっています。

キューティクルは、硬いたんぱく質が主成分で、顕微鏡で見るとタケノコの皮のような形状をしており、髪の内部組織を守る働きをしています。キューティクルの角層の表面は、「MEA」と呼ばれる脂質で覆われていて、これが髪のツヤや感触を左右しています。

コルテックスは、髪の85～90％を占めており、主成分は繊維状のたんぱく質です。髪の柔軟性や太さに影響するのは、このコルテックスのたんぱく質や脂質の構造、水分量です。また、主にこの部分に含まれるメラニンの種類と量によって、髪の色が決まります。

髪の中心にあるのが、泡が固まったような形で、内部がスカスカのメデュラです。主成分は柔らかいたんぱく質で、外的な刺激で空洞ができやすいことが特徴です。欧米人の髪の毛には、このメデュラがほとんど見られません。メデュラの機能や意義については、まだ解明されていませんが、太さなど毛髪の性質に関係があるのではないかと推測されています。また、メデュラに空洞がたくさんあると、透過する光が散乱して、髪が白っぽく色あせて見えることがわかってきました。

髪の毛は1日に約0・3〜0・4㎜伸びるといわれています。伸びる速度は部位によって多少差があり、また個人差もありますが、平均して1か月に1㎝、1年では12㎝前後伸びることになります。

生まれてから一度も髪の毛を切らなかったら、どうでしょう？

長生きの人は10ｍも超えてしまうのでしょうか？

いえいえ、決してそんなことはありません。切らずに伸ばし続けても、せいぜい1ｍくらいです。

それは、髪の毛が2〜6年のサイクルで、生え替わっているからなのです。

つまり髪の毛には寿命があり、寿命を迎えた髪の毛は抜けて、新しい髪の毛が生えてくるというサイクルを繰り返しているのです。

これをヘアサイクルといいます。もう少し、詳しく説明します。

ヘアサイクルには、

・成長期
・退行期
・休止期

があります。

成長期は、毛球部で毛が製造されているときです。毛母細胞が活発に分裂を繰り返し、製造された毛を上部に押し上げている状態です。成長期は約2〜6年で、通常は全体の髪の毛のおよそ90％が、この成長期の段階にあります。

次の退行期になると、毛母細胞の分裂が急激に衰えるため、徐々に髪の毛の成長も止まります。さらに髪の毛の色を決定する色素細胞も活動を緩めます。期間は約2週間です。

休止期になると、完全に細胞分裂が止まり、毛の製造、伸長がストップし、寿命を迎えた髪の毛が抜けていきます。休止期は3か月くらい続きますが、そのあとにまた成長期がやってきます。そのため、休止期は成長期への準備段階ということもできます。

ヘアサイクルは一生のうちに15回くらい繰り返されることになります。しかし、一つひとつの毛包が別々の周期を営んでいるため、いっせいに毛が生え替わって大量に抜け毛が生じるということはありません。退行期と休止期にあたる髪の毛は、全体の約10％です。

髪の毛が10万本ある人なら1万本です。休止期から成長期に移行する3か月に約1万本が抜け落ちることになりますが、これは心配するほどの数字ではありませんから、念のため。

ところがヘアサイクルが乱れると、髪の毛の成長が阻害され、生えてくる髪の毛よりも、抜け落ちるほうが多くなり、また生えてくる髪も短く、細いものばかりになってしまいます。すると、髪全体のボリュームダウンや地肌が透けて見えるといった、いわゆる薄毛を招くことになってしまいます。

これがＡＧＡの症状です。

脱毛症には、大きく分けて

・成長期脱毛
・休止期脱毛

の2つの種類があります。前者は、成長期にもかかわらず髪が抜けてしまうもので、代表的なものとしては円形脱毛症があげられ、後者は成長毛が休止期に入って脱毛するもので、AGAはその代表格です。

AGAとは、男性ホルモンであるテストステロンの影響で、薄毛になってしまう疾患です。成人男性の前頭部や頭頂部の毛が、一定のパターンで薄くなるという特徴があり、早い人では20歳頃から発症しますが、40代の男性では発症率が30%と報告されています。

前出のように、この疾患は、はるか昔から世界中の多くの男性たちを悩ませてきましたが、実はそのメカニズムは、長い間わかっていませんでした。

そして1940年代アメリカの解剖学者J・B・ハミルトンによって、AGAの発症にテストステロンと遺伝が関与していることが解明されたのです。

ハミルトンは、去勢された人、つまり睾丸を摘出されテストステロンをつくり出せなくなった男性に、テストステロンを投与して、頭の発毛のパターンを観察しました。

その結果、もともと薄毛の症状がない人に、テストステロンを投与しても、薄毛はまったく進行しませんでしたが、このうち家系にAGA発症者がいる人は、脱毛が始まりました。また、去勢された時点で、すでに脱毛が始まっていた人の場合、去勢したことで脱毛の進行が止まりますが、テストステロンを投与すると、再び脱毛することがわかったのです。

昔から「精力絶倫」＝「男性ホルモンが多い人」は、禿げやすい、などと言われてきましたが、男性ホルモンの量だけが原因で、薄毛が進行するわけではないということが明らかになったわけです。

髪にとって男性ホルモンは諸刃の剣？

さて、男女を問わず思春期になると男性ホルモンの作用で、ヘアサイクルが変化してきます。男性は、ヒゲや胸毛も硬毛化してきますが、女性の場合は、顔や胸の毛は軟毛のままで、脇毛や陰毛は、男女ともに硬毛になってきます。

また、甲状腺ホルモンやビタミンD、グルココルチコイドなど、ステロイドレセプター（受容体）ファミリーと呼ばれる転写因子の多くも、ヘアサイクルに影響を及ぼします。ただし、これらは主に毛包の上皮細胞に作用するのに対し、男性ホルモンは間葉系細胞（骨や脈管系皮膚などの形成に関与する細胞）に直接影響を与えます。

男性ホルモンの代表的なものはテストステロンですが、このテストステロンが血流に乗って細胞内に入ると、「5α-リダクターゼ」という酵素によって、ジヒドロテストステロン（DHT）と呼ばれる活性型男性ホルモンに変化します。なお、5α-リダクターゼには1型と2型があり、2型のほうがより強力な男性ホルモンを生成するとされています。

そしてDHTが細胞内の男性ホルモン受容体と結びつき、細胞の核内に入り、生物学的な作用を起こします。

実はDHTこそAGAを引き起こす張本人だったのです。

生成されたDHTは、前立腺の成長促進や精子形成など、男性にとって重要な働きをする一方、毛母細胞に入り込むと、毛乳頭細胞に存在する男性ホルモン受容体に結合して、毛母細胞の細胞分裂を抑制してしまうのです。それによって、毛根の極小化を引き起こすことから、薄毛、抜け毛という現象が起こってしまうのです。ＤＨＴは、男性の薄毛、脱毛症の原因の90％以上を占めるともいわれています。

また、前立腺組織の肥大化が招く前立腺肥大症も、ＤＨＴが一因となります。前立腺細胞に取り込まれたテストステロンが、大量にＤＨＴに変換されると、前立腺細胞の増殖を招くからです。

ＤＨＴは、そもそも母親の胎内にいるときは、胎児の外性器を正常に分化させるという重要な役割を果たしています。しかし、思春期以降は、このように少々厄介な存在になってしまっているのです。

男性ホルモンの受容体は毛乳頭細胞にありますから、男性ホルモンの作用は、ヒゲであれ、頭部であれ、毛乳頭細胞がターゲットです。ところがＡＧＡを発症する人は、ヒゲでは毛の発育を促進するシグナルを出し、頭部では発育を抑制するシグナルを出すという現象が起きます。

すなわち、ヒゲの毛乳頭細胞からは「ＩＧＦ-１」という成長因子がつくられ、それが毛母細胞を刺激してヒゲの成長が促進されますが、一方でＡＧＡを引き起こす頭部では、DHTが増えると毛乳頭細胞から「TGF-β1」という因子がつくられるのです。

IGF-1は、体内のさまざまな臓器で分泌され、細胞の成長の促進や、傷ついた細胞の修復、再生に働きますが、TGF-β1は、細胞の増殖・分化を制御し、細胞死（アポトーシス）を促す因子です。

このTGF-β1が毛母細胞の増殖を強力に抑制したり、アポトーシスを起こしたりするため、AGAが促進されるのです。

もう少し、詳しく説明しましょう。

髪の毛を正常に伸ばすためには、毛乳頭に十分な栄養を送って、毛母細胞の分裂を促進しなければなりません。しかし、それをじゃまするのがTGF-β1です。先述のように、DHTはテストステロンと酵素である5α-リダクターゼが結びつくことでつくられます。

さらに、このDHTは男性ホルモン受容体と結びつくことで、TGF-β1の増殖を促進するのです。

そして、ここで、もう1つの脱毛因子FGF-5が登場してきます。DHT

の生成によって増えたTGF-β1は、FGF-5に伝達されるのですが、このFGF-5が毛乳頭に

「髪の毛を成長させるな」

という命令を出してしまうのです。つまり、TGF-β1が、毛乳頭に直接働きかける作用を持つFGF-5に刺激を与えることで、脱毛が加速してしまうのです。

整理すると、

[DHTの生成]
↓
[TGF-β1の増殖]
↓
[FGF-5への伝達]
↓
[毛乳頭へ「髪を成長させるな」という指令]

となります。これがTGF-β1による脱毛のメカニズムなのです。

テストステロンがDHTに変化すると、ヘアサイクルが乱れて成長期が短くなってしまうのは、こういうことだったのです。

また、成長期が短くなるということは、1回のヘアサイクルも短くなりますから、必要以上にヘアサイクルを消費してしまい、本来なら生涯保たれるはずだった毛根の寿命が、早く尽きてしまうということが起こってきます。そうなると、二度と髪の毛は生えてきませんから、治療を受けても発毛の効果はありません。そのため、AGAの改善には、早期治療が重要なのです。

先手必勝の薄毛対策

薄毛に悩んでいる方は、

「何としてでもDHTを減らしたい」

そう思っているのではないでしょうか。

なぜＤＨＴが増えるのかというと、その原因は５α‐リダクターゼにあると考えられます。

ＤＨＴの分泌量は、テストステロンと５α‐リダクターゼがどのくらい結びつきやすいか、すなわち５α‐リダクターゼの活性がどのくらい高いかによって決まります。

つまり、５α‐リダクターゼの活性が高ければＤＨＴが生成されやすく、低ければ生成されにくいということなのです。

そして、その５α‐リダクターゼの活性をもつ遺伝子は、子どもに受け継がれます。薄毛という現象は遺伝しませんが、感受性の高いＤＨＴ受容体遺伝子が受け継がれるわけです。ただし、その発症の時期は、ストレスや食の乱れ、間違ったヘアケアなど、外的要因にも大きく左右されます。

もちろん、薄毛と遺伝の関係は、すべてが明らかになっているわけではありません。しかし、ＤＨＴ受容体遺伝子は、Ｘ染色体上のアンドロゲン（男性ホルモンの総称）受容体の異常であることがわかってきました。

男性はＸとＹの２つの染色体を持っています。

そのうちX染色体は母親から受け継ぐものです。

ということは、薄毛の因子は、男性が母親から受け継いだものです。

つまり薄毛の遺伝子は、父方ではなく母方から受け継がれているということです。

このことは、母方の父（祖父）が薄毛であるなら、その人は薄毛になる可能性があるということであり、逆にいうと、父方が薄毛の家系であっても、それはその子どもには関係ないのです。

「薄毛は隔世遺伝する」というかつての俗説が、裏付けされたわけです。

悩むから「治す」時代へ

ここで、AGAの主な症状をまとめておきます。

- 抜け毛が多い
- 生え際や頭頂部など、部分的に薄毛になってきた
- 額が広くなった

・毛が細くなった
・毛が伸びない
・地肌が透けて見える
・切れ毛が増えた
・若いのに髪に元気がない
・頭皮が脂っぽい
・髪のセットがしづらくなった　など

AGAの患者さんは、これらのうち1つ、あるいは複数の症状を訴えます。

またAGAの進行は特徴的で、あるパターンが見られます。欧米では現在、その分類に「ハミルトン・ノーウッド分類」が広く用いられていますが、これは米国の医師J・B・ハミルトンによって示され、その後O・T・ノーウッドによって修正されたもので、両者の名前をとって、こう呼ばれているものです。

ただし欧米人と日本人のAGAの症状には、少し差異があります。欧米人は前頭部から薄くなってくるパターンが多いのですが、日本人は前頭部よりも頭頂部から薄くなっていくパターンが多く見られるのです。そこで、日本ではハミルトン・

ノーウッド分類をさらに日本人向けにアレンジした「高島分類」が広く用いられています。

高島分類では、ハミルトン・ノーウッド分類がⅢ型からvertex(頭頂部)という項目が入っているのに対して、1段階前のⅡ型からvertexを追加しました。この高島分類の考案により、日本人にとって適切なAGAのタイプ分類が可能になったといえるでしょう。

次の図は高島分類によるAGAの症状分類です。

[Ｉ型]……生え際のラインが後退していき、額の面積が広がってくる状態。

[Ⅱ型]……Ｉ型がやや進行した状態。

[Ⅱ vertex型]……Ⅱ型から頭頂部のＯ型薄毛を併発し、生え際と頭頂部で同時に薄毛が見られる状態。

[Ⅲ型]……さらに症状が進行し、生え際のＭラインがより一層後退するとともに、前頭部のボリュームが減ります。

[Ⅲ vertex型]……頭頂部のＯ型薄毛がさらに進行し、明らかにＡＧＡであると診断しやすい特徴が現れています。

[Ⅳ型]……Ⅲ vertex型よりさらに生え際、頭頂部ともに頭皮が見える面積が広がっています。

[Ⅴ型]……Ⅳ型がさらに進行し、生え際のラインは、もはや額より頭頂部近くに後退し、頭頂部のＯ型薄毛も明らかに範囲を広めている状態。

[Ⅵ型]……生え際とＯ型の薄毛ゾーンの境界がなくなり、頭頂部から前頭部まで広範囲に、発毛が見られなくなります。

[Ⅶ型]……Ⅵ型が進み、側頭部の毛も徐々になくなって、後頭部も上部はほぼ毛が生えなくなった状態。

ＡＧＡの症状分類図

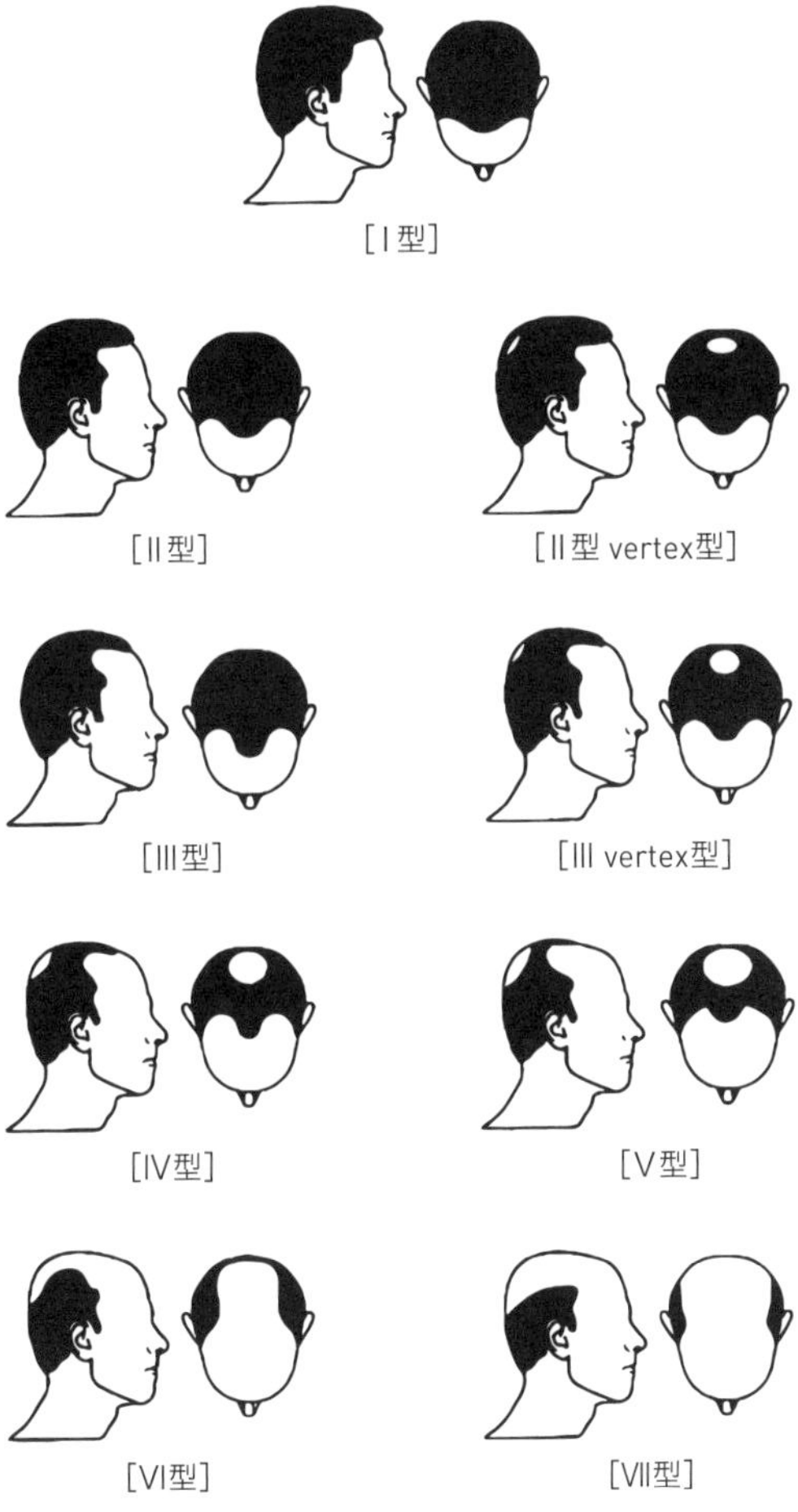
[Ⅰ型]
[Ⅱ型]
[Ⅱ型 vertex型]
[Ⅲ型]
[Ⅲ vertex型]
[Ⅳ型]
[Ⅴ型]
[Ⅵ型]
[Ⅶ型]

髪が変われば、心身も健康になる

このようにＡＧＡは放っておくと、深刻な状態を招きます。初期ステージでは、見た目にあまり問題がないため、ＡＧＡが始まっているとは気づかない方が多いようです。しかし、対策は早ければ早いほどいいに決まっています。また、

「男が、そんなことを気にしてどうする！」

とおっしゃる方もいますが、いつまでも健康で、若々しくいたいなら、やはり外見も大事です。

「年をとれば、頭が薄くなるのは当たり前」

ではなく、ＡＧＡは「りっぱな疾患」であると心得てください。

この本をお読みになっているみなさんは、アンチエイジングに対する意識が高いと思われますから、このようなことを申し上げる必要はないかもしれませんね。

先ほど、男性ホルモンの受容体のお話をしましたが、ＡＧＡを発症しても、後頭

部の毛が最後まで残るのは、後頭部の毛の毛乳頭細胞に、この受容体がないからです。

これまでの話でＡＧＡの主な原因物質がＤＨＴであり、そこには遺伝も関与していることは、おわかりいただけたかと思います。

一方、外的要因として見逃せないものに、「ストレス」があります。前出のＥＤもそうですが、ストレスはさまざまな病気の発症や悪化に関わっています。では、ＡＧＡとどのような関係があるかというと、たとえば、ストレスによって自律神経やホルモンのバランスが崩れると、過剰な血管の収縮を招くなどして、血行が悪くなります。すると毛根に十分な栄養が運ばれなくなりますから、髪の毛の成長が妨げられてしまうのです。

同時にストレスによって、ある種のコラーゲンが不足することでも、薄毛を招きます。

薄毛の原因がコラーゲン不足って本当？

「コラーゲン」は、私たちの体に欠かせない要素であるタンパク質の一種です。人間の体の約20％がタンパク質でつくられていて、そのうちの約30％をコラーゲンが占めているといわれています。

主に細胞と細胞を結びつける働きをもっているコラーゲンは、頭皮や肌の保湿力や弾力性など、肌のハリを保つ働きをもっています。

まだ研究段階ではありますが、このコラーゲン（17型コラーゲン）が、髪の毛を形づくる角化細胞のもとの細胞である「毛包幹細胞」を維持するために必要であることがわかってきました。

ヘアサイクルを繰り返すことで細胞分裂も何度も繰り返されることになるため、その過程でDNAが少しずつ損傷されていきますが、健康で若いうちであれば自分で修復することができます。

しかし加齢が原因でＤＮＡのダメージが大きくなってくると、毛包幹細胞の内で「エラスターゼ」という酵素がつくられるようになり、17型コラーゲンを分解してしまうのです。

すると17型コラーゲンが不足することで毛包幹細胞が維持できなくなり、頭皮の内部にある髪の毛を包んでいる毛包そのものが徐々に縮小していき、最終的には消えてしまい、その部分からは二度と髪の毛が生えなくなってしまうといわれています。

5章で詳しく説明しますが、ＳＧＦ（乳歯歯髄幹細胞培養上清液）を頭皮内に投与した場合に、このコラーゲンを増やすことができることが研究で確認されています。

そして髪の毛の成長にとって重要なのは、皮膚に埋もれた部分の毛根部です。その一番底の部分にある毛球部には、毛細血管と接して必要な栄養素を吸収する毛乳頭と、毛母細胞があります。この毛球部をつくるのに必要なのが、毛包の中央にある膨らんだ部分バルジ領域ではないかということが、わかってきました。

バルジ領域には2種類の幹細胞（毛包幹細胞と色素幹細胞）が存在しており、この幹細胞が分裂していくことで、毛球部がつくられ、髪の毛が成長すると考えられています。17型コラーゲンは、このバルジ領域の幹細胞を維持するため（幹細胞をつなぎとめるため）に必要だとされているのです。

そのため17型コラーゲンが不足すると、バルジ領域の幹細胞は、表皮の角化細胞（フケや垢）となって脱落し、生えてくる毛も細くなり、しまいには失われていく運命にあるというわけなのです。

幹細胞とは、増殖及び特定の細胞に分化する能力を持った細胞のことで、これについては、また後でお話しします。

髪の悩みを解決する生活習慣

専門クリニックで治療を受けるのは確実性のある改善策です。

そして治療の効果を高めるためには、頭皮の健康とともに体の健康が必要です。

それには生活習慣など、身近なところから見直すことも大事です。

たとえば、

- バランスのよい食事を心がける
- 不規則な食生活を改める
- 過度な飲酒を避ける
- 喫煙習慣をやめる
- 適度な運動を心がける
- 十分かつ良質な睡眠を心がける
- ストレス過多にならないように、自分なりのストレス解消法を見つける

こうした生活習慣の改善は、ＡＧＡだけでなく、ＥＤやその他の疾患予防や改善にも、役立つものです。

食生活に限っていうと、ＡＧＡ発症の原因である「ＤＨＴを抑制する食べ物」を積極的に摂るといいでしょう。

以下は、ＤＨＴを抑制する食べ物です。

［亜鉛を含む食べ物］
生がき、レバー、牛肉、うなぎ、納豆、アーモンド、シジミなど

［ビタミンB6］

牛肉、豚肉、鶏レバー、魚の赤身（とくにカツオの赤身は亜鉛とビタミンB6を同時に摂取できる食材）、ピーナッツなど

［大豆食品］

納豆、豆腐、豆乳など

なお、髪の毛の毛母細胞の増殖をコントロールする毛乳頭には、老化の原因となる活性酸素がたまりやすいという特徴があるため、それを防ぐためには緑黄色野菜が必要です。

また、毛母細胞でたんぱく質の合成に関わる酵素には、鉄、亜鉛、銅、マグネシウムなどのミネラルが含まれています。

したがって、いくらビタミンやその他の栄養素が足りていても、これらのミネラルが欠乏すると酵素が働きません。とくに亜鉛は、5α-リダクターゼの活動を阻

害する効果があるとされ、テストステロンのDHTへの変換を防ぐと考えられています。また、大豆食品にも5α-リダクターゼを阻害する働きがあることが確認されています。

第4章

まだ、あなたは効果のないケアを続けますか?

見た目を変える男のシンプル習慣

ＥＤやＡＧＡは、男性の深刻な悩みです。そして、これまで多くの書籍や雑誌の記事などで、その予防法や改善法が示されてきました。その中でも、「自分でできる改善法」として常に上位にあるのが、「生活習慣の見直し・改善」です。

前章でもお話ししましたが、見直したい生活習慣は、

①睡眠の見直し
②飲酒、喫煙の見直し
③食生活の見直し

の3つとシンプルです。

しかし、生活習慣の見直しだけでＡＧＡが本当に改善できるかというと、その問

いに
「ＹＥＳ」
と答えるのは実のところ難しいのです。ただ、言えることは、ＡＧＡを一因とするような薄毛を、生活習慣を見直すことによって、改善することはできる、ということなのです。

また、ＥＤの予防、改善のために見直すべき食事は、

①高炭水化物食
②高食塩食

の2つです。これらの摂り過ぎは、高血圧、肥満、糖尿病、動脈硬化などの原因となりますから、ＥＤが生活習慣病の1つであることを考えれば、当然のことです。

効果的な食べ物としては、ＡＧＡと同じように亜鉛があげられますが、それは体内に亜鉛が足りなくなると、精巣萎縮が生じてテストステロンの分泌量が低下するからです。もちろん、飲酒は「ほどほどに」です。とくに喫煙は、「百害あって一

利なし」であることはいうまでもありません。

また、運動がＥＤに効果的な理由の1つとして、血行不良の改善があげられます。正常な勃起を行うためには、陰茎海綿体にしっかりと血液が流れ込むことが大切です。血行不良は食生活によっても引き起こされますが、運動不足が大いに関係しています。改善には、ランニングやウォーキング、水泳などの有酸素運動がとくに効果的とされています。

さらに、運動には、テストステロンの分泌を促進する効果があります。これには筋肉を刺戟する加圧トレーニングが効果的です。

ＥＤは生活習慣病の1つですから、たしかに、ＥＤが改善できれば生活習慣病も改善され、逆に、生活習慣病を改善することがＥＤの改善になります。そして、医療機関が推奨する生活習慣病の改善法は、運動療法と食事療法です。ですから、ＥＤも生活習慣病と同様の方法で改善できるということは、理にかなっています。

しかし、これも「決定打」とまではいきません。予防目的や軽度の場合は、かなりの効果が見込めますが、重症の場合は、それだけでは追いつきません。

ＥＤ治療薬にまつわるウソ、ホント

それでは、薬の効果はどうでしょう。

ＥＤ治療薬の効果は世界中の論文でその有用性が発表されていて、ＥＤ患者の70〜90％に効果が認められています。

なぜ、ＥＤ治療薬は効くのでしょうか？

なかには、ＥＤ治療薬を精力剤や媚薬のようにとらえて、

「飲んだら、ずっと勃起した状態が続くのではないか」

「状況に関係なく、ところかまわず勃起してしまうのではないか」

「自分の性欲をコントロールできなくなってしまうのではないか」

など、心配する方もいるようですが、それは大きな誤解です。

会社で夕方、バイアグラを飲んだからといって残業中に突然、勃起するということはないのです。

なぜならED治療薬は、実は勃起させる薬ではなくて、「勃起を維持させる薬」だからで、かつ性的刺激がなければ作用しないからです。

ED治療薬は、正式には「PDE5阻害薬」といいます。PDE5はホスホジエステラーゼという酵素の5型という意味です。

「勃起のメカニズム」をおさらいしてみましょう。

勃起は、「性的な刺激→副交感神経興奮→NO（一酸化窒素）放出→サイクリックGMP増加→陰茎の動脈弛緩・海綿体平滑筋弛緩→動脈血大量流入」の結果、起こるのでしたね。この過程で、NOが血管に作用してつくられるのがサイクリックGMPで、この物質が血管を拡張するわけです。

ところがサイクリックGMPはPDE5に分解されやすいという性質があります。そのため、PDE5がこのサイクリックGMPを分解してしまうと、血管の拡張が十分になされず、陰茎海綿体の筋肉が収縮して膨らみません。つまり、勃起が消えてしまうのです。

PDE5阻害薬は、このPDE5の働きを阻害し、サイクリックGMPがより活発に働くようにすることで、一度起こった勃起を消えにくくするわけです。

したがって、ＥＤ治療薬は、一度飲むと、放っておいても自然に勃起するという薬でも、シチュエーションに関係なく、ムラムラと性欲が湧いてくる薬でもありません。先述のように、服用した後には、性的刺激が絶対に必要です。その性的刺激によって、陰茎が大きくなったとき、それをしっかり維持させる薬なのです。

ただし、狭心症や心筋梗塞の薬を服用している人は、基本的に服用してはいけません。どちらも血圧を下げる作用があって、一緒に飲むと危険です。

現在、日本で使用可能なＥＤ治療薬は、「バイアグラ」「レビトラ」「シアリス」の3種類です。これらの薬を使用するには、医師の処方箋が必要ですから、かならず医療機関を受診しなければなりません。

それぞれの薬の特徴を見ていくことにしましょう。

［バイアグラ］

世界で最初に発売されたＥＤ治療薬です。

もともとは高血圧の薬として開発されましたが、臨床試験の段階で、思ったほどの降圧効果が得られなかったため、試験を中止しました。そこで残りの薬を被験者から回収しようとしたところ、誰もが返したがりません。調査すると、被験者の皆に「いい勃起」が復活していたことがわかり、急きょED治療薬として開発し直したとか。

こんなまことしやかなエピソードが、バイアグラにはあります。

バイアグラが米国で最初に登場したのは1998年で、日本では1999年3月に使用可能となりました。

海外の新薬が日本で認可されるには、通常何年もかかりますが、バイアグラに関しては異例の早さでした。当時は一大センセーションを巻き起こしましたから、よく覚えている方も多いのではないでしょうか。

バイアグラは、服用から15分ほどで効果が出始め、その後4時間ほど効果が持続しますが、一般にはセックスの1時間くらい前に服用するケースが多いようです。

安全性や有効性には信頼のある薬ですが、一方で食事の影響を受けるという弱点があることを知っておく必要があります。

バイアグラの有効成分であるシルデナフィルという物質は、血液に吸収されることで作用しますが、食後に服用すると、胃や腸壁に付着した食べ物による油膜によって、それが取り込まれてしまい、血液に吸収されないのです。そのため、効率よくバイアグラの効果を実感するには、食前（空腹時）に服用することなのです。

ただし、服用する数時間前に、かなり油分の多い食事を摂っている場合は、その限りではありません。一般的に、食事から2時間経過すると、胃の中が空っぽになるといわれていますが、油分の多い食事では、6〜7時間経過しなければ、バイアグラの効果が期待できないこともあります。

［レビトラ］

バイアグラの次に登場したＥＤ治療薬です。日本では２００４年に販売が開始されました。

服用のタイミングや効果の持続時間は、バイアグラとほぼ同じですが、大きく異なるのは、レビトラは食事の影響を受けにくいということです。食事やお酒を一緒に楽しんだ後、セックスに至るというのは、とても自然な成り行きですが、バイアグラはそれができませんでした。しかしレビトラを飲めば、それが可能になるわけです。

また日本では、バイアグラは50㎎までの使用制限ですが、レビトラは20㎎までが認められています。このレビトラ20㎎というのは、バイアグラの100㎎に相当しますから、バイアグラ50㎎で効果が不十分であれば、レビトラ20㎎を試すといいでしょう。

さらにレビトラは、水に溶けやすく即効性があるという特徴もあります。通常時は、バイアグラやシアリスと、効果が現れるまでの時間にほぼ違いはありませんが、空腹時の服用であれば、およそ20分で、効果を実感することができます。

［シアリス］

3種類のＥＤ治療薬の中で最も新しい治療薬で、ヨーロッパで開発され、2002年11月に承認され、翌年2月からヨーロッパ、オーストラリア、ニュージーランドで販売が開始。同年には米国でも承認され、日本では2007年に承認されました。

バイアグラやレビトラは、どちらかというと即効性を重視した薬ですが、このシアリスは、服用から効果を最大限発揮するまでに3時間程度かかる遅効性の薬です。そして、さらに最大36時間という、驚異の持続性を有しているのが特徴です。

つまり飲んだ後、勃起したときにサイクリックGMPがPDE5によって分解されないようにする効果が、36時間持続するということです。

「36時間立ちっぱなし」

では決してありませんから、くれぐれも誤解のないように。

ただし、セックスの後、いったん勃起が消えても、また

「エッチな気分」

になったときには、飲んで36時間以内なら再びサイクリックGMPを分解しないように働きますから、また勃起が起こります。

この効果時間の長さから、シアリスはウイークエンドバイアグラとも呼ばれています。金曜日の夜から日曜日の朝まで、ずっと効果が持続するということからです。

3つの薬の特徴をお話ししましたが、これらの薬はPDE5阻害薬であり、あくまでも男性器の正常な勃起をサポートするものです。繰り返しになりますが、これらED治療薬を飲んだからといって、勝手に勃起するわけではなく、性欲が増大す

るわけでもありません。ＥＤ治療薬は、ＰＤＥ５の働きを阻害する効果しかなく、勃起するためには性的な刺激や興奮が必要であることを忘れないでください。

血管を若返らせるＥＤ治療薬の実力

意外に思うかもしれませんが、ＥＤ治療薬は勃起改善のほかにも、体にいい、さまざまな効果があります。その中でも、真っ先にあげておきたいのが、「血管の若返り」です。

すでにご承知のとおり、ＥＤは、血管内皮から出るＮＯ（一酸化窒素）の量が減少し、動脈が硬くなり、その影響が陰茎の血管に現れることで起こります。つまり、血管内皮機能障害です。その血管内皮機能障害が、ＥＤ治療薬で改善されるのです。

ＥＤ治療薬を飲むと、痛いくらいの朝立ちを経験することがあります。これは血管に柔軟性が戻って十分に拡張した結果、陰茎海綿体に大量の血液が流れ込んだため。すなわち、血管が若返ったということです。

しかも、この現象は一時的なものではなく、ＥＤ治療薬を長期間、飲み続けていると、血管内皮機能が改善されることが確認されています。

たとえばＥＤ治療薬を2日に1回、1か月間飲んだ人は、飲まない人に比べて、明らかに血管拡張反応がよくなったというデータがあります。この事実は、血管の収縮や拡張を調節する血管内皮の働きがよくなったことの現れです。

また、ＥＤ患者にＥＤ治療薬を2日に1回飲んでもらうと、動脈硬化などで傷ついた血管内皮を修復する細胞「血管内皮前駆細胞」が増加するというデータも発表されています。

このようにＥＤ治療薬は、血管を若返らせる作用があるということなのです。

さらに、それだけでなく、ＥＤ治療薬には、

- 記憶力がよくなる
- 糖尿病などで傷ついた神経が回復する
- 前立腺肥大症などの排尿に関する異常が改善する
- 生活習慣病が改善する

などの効果があることもわかっています。

「EDは生活習慣病である」

と何度も申し上げていますが、ED治療薬を飲むことでNOが増え、NOの働きが正常化することで、血管が健康になり、ED以外の生活習慣病の改善につながることは「自明の理」なのです。

ちなみにED治療薬であるPDE5阻害薬は2014年7月、前立腺肥大症に伴う排尿障害改善薬ザルディアの製造販売が承認されています。ということは、ED治療薬だけでなく、前立腺肥大症治療薬としてのPDE5阻害薬も、血管の若返りが期待できるということです。

一般に薬は服用し続けると体に耐性ができ、効果がなくなってくると考えられています。抗がん剤などは、その代表格です。

しかしED治療薬は、むしろ、飲めば飲むほどEDが改善されるとされています。ED治療薬をセックスと関係なく毎日飲む、いわゆる連日投与法というものがありますが、それによって血管が健康になり、EDやその他の生活習慣病の改善が期待できるのです。

ではED治療薬が誰にでも効くかというと、残念ながら「すべての人」というわけにはいきません。10〜30％のＥＤ患者さんには、効果が見られないこともあります。また、投与し続けることが果たして本当にいいのか、という疑問も残ります。経済的な負担も考えなくてはなりません。

さらに、ＥＤ治療薬は誰でも利用できるというわけではありません。体の状態や既往症、現在飲んでいる薬など、さまざまな要因で服用できないことがあります。

まず、絶対に服用してはいけないのが、心筋梗塞や狭心症の治療薬である硝酸薬や一酸化窒素（ＮＯ）供与薬（ニトログリセリン、亜硝酸アミル、硝酸イソソルビドなど）を現在投与中の場合です。これらの薬を使用中の人が、一緒にＥＤ治療薬を飲むと、急激に血圧が低下して、ショック状態に陥ることがあり、場合によっては死に至る恐れがあります。

3か月以内に心筋梗塞、6か月以内に脳梗塞・脳出血を起こしたことのある人や、網膜色素変性症のある人も、飲んではいけません。

その他、たとえば、重い肝機能障害がある人、血液透析が必要な腎障害がある人、先天的に不整脈がある人や抗不整脈薬を使用中の人など、ＥＤ治療薬の種類によっては使えないという細かな制約がありますし、現在は完治していても、既往症によっては服用できないケースもあります。

したがってＥＤ治療薬の服用は、医師とよく相談する必要があります。現在の健康状態、服用している薬、既往症をきちんと説明して、判断してもらうことが大事です。

「アレが心臓に悪い」というのは都市伝説だった

どんな薬にも多かれ少なかれ副作用があるものです。バイアグラ、レビトラ、シアリス、それぞれの副作用について見ていくことにしましょう。

［バイアグラ］

バイアグラの副作用として、最も多く報告されているのが、めまい、顔のほてり、頭痛です。これらは、バイアグラを飲むことで、急激に血行がよくなり、血圧が低下することで起こります。また、バイアグラの血行促進は全身に及びますから、これ以外にもさまざまな症状が見られます。たとえば、鼻粘膜の充血による鼻づまりや鼻血、目の充血、消化管の充血による消化不良や胃痛を訴える方もいます。心拍数が増えたり、動悸がしたりする場合もあります。

よくＥＤ治療薬は、

「心臓に悪い」

と思い込んでいる方がいらっしゃいますが、それは完全な誤解です。心臓がドキドキするこの現象は、心臓に何ら負担をかけるものではありません。むしろ、心肺機能を高めることから、逆に「心臓にいい」といわれています。

それはともかく、これらの症状はバイアグラを服用するほとんどの人に起こり得る、一般的な副作用です。どれも一時的で、程度はそれほど重篤なものではありませんから、飲むのを断念しなければならないという方は少ないと思います。

一方、バイアグラの服用で、「持続性勃起症」が起こる場合があります。バイアグラの持続効果は人によって違いますが、平均すると4時間前後です。しかし、なかには4時間を大幅に超えて勃起が続く人もいます。そうすると、陰茎の動脈が破れ、大量の血液が海綿体に吸収されて、持続性勃起症を発症することがあるのです。持続性勃起症が1日以上続くと、勃起障害の危険性が高まりますから、バイアグラを飲んだ後、長時間勃起が続くという方は、早めに泌尿器科を受診してください。

［レビトラ］

レビトラの主な副作用は、顔のほてり、目の充血、頭痛、動悸、鼻づまりなど、バイアグラの副作用とほとんど同じで、多くはセックスに支障のない程度の副作用です。その他、消化不良や、めまい、下痢、筋肉痛、光に過敏になって色がいつもと違って見える（視覚異常）など、さまざまな症例が報告されており、その現れ方には個人差がありますが、ほとんどはレビトラが作用している4〜6時間のうちに起こり、その後は治りますから、それほど心配することはありません。

［シアリス］

バイアグラやレビトラと比べ、シアリスの副作用の発現は穏やかなのが特徴です。比較的出やすい副作用としては、頭痛や顔のほてり、消化不良などがあり、まれに起こるものとしては、視覚への影響（霧視、目の異常感など）があげられます。これは、他のＥＤ治療薬も同じですが、シアリスがＰＤＥ６という視覚情報を伝える酵素の働きを阻害することから起こります。

また海外の臨床試験及び市販後試験において、発疹、ジンマシン、顔面浮腫、剥奪性皮膚炎、スティーヴンス・ジョンソン症候群などの過敏症が、ごくまれに出ることが報告されています。このような症状が現れたときは、シリアスの服用を中止して、適切な処置を行う必要があります。

いずれにしても副作用が出た場合は、軽度であっても、担当医に相談することをお勧めします。

治療薬で効果がない場合は、テストステロンの補充を！

ＥＤ治療薬を飲んでも、効果が見られないＥＤ患者さんが10～30％もいることは、先述しました。その場合どうしたらいいでしょうか。

ＥＤ治療薬を飲んでも効果が出にくい原因としては、
・ＥＤの程度が強い
・用量不足
・適切な服用をしていない
などが考えられます。
そこで、一般的には、第1段階として、
・1回であきらめず何度か試みていただく
・空腹時に飲んでもらう
・十分な性的刺激を行う
などの指導をし、それでも効果がない場合は、

①服用する量を増やす
②少量を継続的に服用する
③男性ホルモン（テストステロン）を同時に投与する

などの方法をとります。
①と②は、一見矛盾しているように思われるかもしれませんが、単純に服用量を増やして改善する場合もありますし、少量を続けて服用することで、徐々に改善するケースもしばしばあり、どちらも選択肢として有用です。
また、ED治療薬と男性ホルモン（テストステロン）補充療法を併用することで、改善が見られる場合もあります。

テストステロンには、酸化ストレスを抑制する作用、NO（一酸化窒素）を増やす作用、サイクリックGMPを直接増やす作用があります。つまり、テストステロンが多ければ、EDになることは少ないのです。そのため、テストステロンを外部からの投与で補充し、同時にED治療薬を飲むことで、重度のEDも改善される可能性が高いというわけです。

テストステロンを補充するには、日本ではテストステロン軟膏とテストステロン注射が認められています。

軟膏は、「グローミン」という名で一般医薬品として市販されています。第一類医薬品（とくにリスクが高い医薬品、副作用等が生じる恐れがあり注意を要する医薬品）に分類されていて、使用上の安全性について、薬剤師からの情報提供が義務づけられていますが、一般の薬局やドラッグストアで購入することができます。

注射は医療機関での診察と通院が必要で、軟膏では効果が低い患者さんに使用します。これは、テストステロン製剤を筋肉注射するもので、自覚症状にもよりますが、2〜4週に1回のペースで行います。

目に見えての効果が少ない「飲む発毛剤」

次に、AGA治療薬を見てみましょう。

日本皮膚科学会では、AGAやFAGA（女性型脱毛症／更年期や閉経後に女性ホルモンが減少することで生じる薄毛の症状）の診療指針を2010年にまとめました。それによると、「A評価（強く推奨）」の治療薬は、

①フィナステリド内服（男性のみ）

②ミノキシジル外用（内服は国内では未承認）

の2つです。

では、それぞれの特徴を説明いたします。

まずは「プロペシア」の名で知られるフィナステリドからです。

AGAは、テストステロンが細胞内でII型の5α-リダクターゼという酵素によってDHTに変わり、これが毛乳頭細胞で作用して起こりますが、フィナステリドは、その一連の過程でカギを握るII型5α-リダクターゼの作用を阻害する薬です。

フィナステリドがAGA治療薬として認可されたのは、開発国である米国では1997年、日本では2005年のことです。

開発当初は前立腺肥大の薬として臨床試験が行われていたのですが、その過程でAGAの人に投与すると育毛効果が現れることがわかり、育毛剤としての研究もなされるようになったという経緯があります。

それまでの脱毛症の治療薬は、ほとんどが頭に塗る外用薬でしたが、フィナステリドは、初めて世に出た効果的な「飲む発毛剤」として、世界的に脚光を浴びました。

しかし、フィナステリドで

「明らかに効果があった」

という方は、ほとんどいません。日本の臨床試験でも、3年間続けて飲むと80％近くの人に、髪の毛がやや増加する現象が見られたものの、目に見えてフサフサと毛が生えてくるわけではありませんでした。

そのため過度な期待は禁物です。「抜け毛予防」と割り切って使用するくらいが、ちょうどいいのではないかと思います。

ただし服用をやめれば、予防効果もすぐなくなります。

つまりＡＧＡの進行が再び始まってしまうということです。さらにいうなら、フィナステリドは、たとえ1年間で見違えるほど効果が出たとしても、服用をやめてしまえば脱毛が始まるわけですから、

「もう抜けても気にしない」

と本人が思うまで、やめられない薬でもあります。

副作用としては、男性機能の低下や性欲減退などの自覚症状が出る場合がありますが、日常生活に支障をきたすものではありません。そもそもフィナステリドには、性欲に関するテストステロンを減らす作用はありませんから、理論的にも男性機能に支障をきたすことはないといえます。

また、フィナステリドは女性の脱毛症治療には使われていません。とくに妊娠中、あるいは妊娠しているかもしれない女性、授乳中の女性にフィナステリドを処方することは禁忌です。なぜなら、フィナステリドの服用で生成を抑制されるDHTは、胎児の外性器を分化させる役割を担っているので、男児をお腹に宿している女性がこれを服用すると、胎児の外性器が正常に発達しなくなる恐れがあるからです。

こうしたことから、男性にも注意していただきたいのが献血です。フィナステリドを服用中の方は、1か月間飲むのをやめてから、献血してください。それは妊娠の可能性がある女性に、フィナステリドを含む血液が輸血されるのを防ぐためです。

副作用が強いのに、飲み続けなければならない薬

　ミノキシジルは、本来は降圧剤として開発されましたが、副作用に多毛が認められたことから、発毛の外用薬として使われるようになったものです。

　血管を拡張することにより血圧を下げますが、その作用によって頭皮の血流もよくなり、毛包や毛母細胞に十分な栄養が供給されることで発毛すると考えられています。

　日本では、1999年に大正製薬から「リアップ」の商品名でミノキシジル配合育毛剤が発売され、2009年には配合パーセンテージを5倍にした「リアップX5」（ミノキシジル5％製剤）も発売されました。ただし、ミノキシジル濃度が濃くても発毛効果に差がない、という指摘もあるようです。

　どちらにしてもフィナステリドと同様、見違えるほど「髪の毛がフサフサになる」ことは望めません。やはり、抜け毛予防として使用するのが妥当かと思います。

一方でミノキシジルは内服すると、フィナステリドとは比較にならないくらい、高い発毛効果を発揮します。

しかし健康な人が飲むと必要以上に血圧が下がってしまい、全身の血管を広げるため動悸やむくみが出現し、さらに髪の毛だけでなく、全身の多毛を引き起こしてしまう危険があります。

飲む量が多いほど発毛効果も高いのですが、それに比例して副作用も強くなるのです。そのため、服用は、医師の厳重な管理下で行うことが重要です。

こうしたことからか、厚生労働省はミノキシジル内服薬の国内販売を認可していません。そのため、処方する医師は海外から輸入しているというのが現状です。

フィナステリド同様、ミノキシジルもまた服用をやめたとたんに元に戻ってしまいますから、ずっと飲み続けなければなりません。医院によっては、ミノキシジル配合内服処方が1か月で3万円以上することもありますから、トータルの出費は大変な金額になってしまいます。しかも、副作用も強いとなれば、医師としては長く飲ませたくない薬です。

「髪の毛は生えたが、寿命が縮まった」では、シャレになりませんから。

最近、「ザガーロ」という内服薬が注目されています。これは2015年に厚生労働省に承認された新しいAGA治療薬で、デュタステリドという有効成分が配合されています。実はこの薬も最初から薄毛治療のために開発されたのではなく、最初は前立腺肥大症の治療のために開発されたものです。前立腺肥大症治療薬として使用されていた際の名称はアボルブでしたが、その後、脱毛改善効果があることがわかり、それを元にザガーロが登場したというわけです。

同じように、当初、前立腺肥大症治療薬として開発されたフィナステリドより、効果は高いとされていますが、EDや性欲低下、精液量減少など、性機能に関する症状が、副作用の大半を占めているのが、気になるところです。

他にも発生頻度は1%未満と低いものの、女性化乳房、乳頭痛、乳房痛、乳房不快といった乳房障害、発疹、頭痛、抑うつ気分、腹部不快感があります。さらに、頻度不明の副作用として、ジンマシンや食欲不振、全身倦怠感などが報告されています。

いずれの治療薬もそうですが、大事なのは医師の診断のもとに用法、用量を守って服用することです。

第5章

男のアンチエイジングの新潮流「SGF」

デキる男たちがこっそり始めている
アンチエイジング最前線

ＥＤ治療薬にしろ、ＡＧＡ治療薬にしろ、「従来型の薬」には限界があります。

薬によって問題点は異なり、
・著しい効果が見られない
・副作用が強い
・投薬をやめれば元に戻ってしまう
などがあげられます。

そして最も大きな問題は、どれも「根本的な治療」でないことです。

つまり従来型の治療薬では、どんなに頑張ったところで、対症療法の域を脱することはできないのです。

でも、がっかりしないでください。まだ方法はあります。

それは「SGF」を用いた、まったく新しい治療法です。

あなたが本当にEDやAGAを治したいなら、そしてもう一度、あのころのような輝きを取り戻したいなら、この最新の治療法をぜひとも、知っていただきたいと思うのです。

SGFを用いた治療を説明する前に、幹細胞治療についてお話ししたいと思います。

私たちの体は、約60兆個の細胞からできていますが、その始まりは1個の受精卵です。そして、その受精卵が細胞分裂を繰り返すことにより、多種多様な細胞に成長し、皮膚や脳、心臓といった組織や臓器がつくられます。

このように細胞がさまざまな組織や臓器に変化することを「分化」といいますが、細胞には寿命があり、多くの細胞は分化すると増殖することができなくなって、やがて死んでいき、新しい細胞と入れ替わります。幹細胞は、この新しい細胞を補充する役割を持った「未分化の細胞」で、私たちの体をつくるさまざまな細胞をつくりだす能力（分化能）と、まったく同じ能力を持った細胞に分裂することができるという能力（自己複製能）、2つの能力を持った細胞です。

私たちがケガをしたり病気になったりすると、細胞も損傷したり死んだりします。このとき、幹細胞は、損傷した細胞を修復し、死んでしまった細胞を補います。こうすることで、幹細胞は私たちの健康を保っているのです。

幹細胞は、大きくは「組織幹細胞」と「多性能幹細胞」の2種類に分けられます。組織幹細胞は、決まった組織や臓器で新しい細胞をつくっている幹細胞で、造血幹細胞であれば血液系の細胞、神経細胞であれば神経系の細胞、というように、役目が決まっています。

「老化知らず」の可能性を切り拓く幹細胞治療

一方、私たちの体の細胞であれば、どのような細胞もつくり出すことができるのが、多性能幹細胞です。胚から培養してつくられるES細胞（胚性幹細胞）も、この多性能幹細胞です。また、ノーベル賞で注目を浴びたiPS細胞は、普通の細胞をもとにして、人工的につくった多性能幹細胞です。

こうした幹細胞の性質を利用した医療が、幹細胞治療です。

幹細胞治療には、2つのメカニズムがあります。

その1つは、幹細胞そのものを移植して、病気やケガを治すというものです。すなわち、移植した幹細胞自体が増殖していって、たとえば、心臓に移植したなら心筋細胞になる、というように、幹細胞が体細胞にダイレクトに変化していくというメカニズムです。

少し前までは、この考え方が主流でした。ところが最近になって、その移植した幹細胞が、「どうも理論通りに変化していない」ということが、わかってきました。

なぜかというと幹細胞を移植すると、その幹細胞は2週間くらいで、ほとんど死滅してしまうのです。このことは、すでに多くの論文で証明されています。

たとえば、幹細胞を静脈点滴で投与した場合、幹細胞の生存率は1%で、99%はすぐに死滅したという報告があります。しかも生存していた1%も、ほとんどが肺でトラップされてしまい、障害された臓器には届いていなかったのです。点滴で静脈に入った幹細胞は、下大静脈へ行き、そこから心臓へ行き、肺に行って、肺の毛細血管にトラップされてしまうのです。

また幹細胞を局所に注射した場合、たとえば、膝が悪い人に注射をしても10〜30%くらいしか幹細胞は生存できず、生存した幹細胞も1〜2週間で死滅してしまったということです。

つまり、幹細胞を移植しても幹細胞自体が膝の軟骨になったり、心臓に疾患を持つ人の心筋になったり、ということはないのです。

しかし幹細胞を移植すると、若干の効果が認められます。それはなぜなのでしょうか。

その答えは、「幹細胞が自ら分泌する物質」にあります。

幹細胞は数百種類以上のサイトカインや成長因子、ケモカイン、エクソソームといった、多くの生理活性物質（生体に作用し、種々の生体反応を調節する物質）を分泌しています。

幹細胞移植を行った場合、これらの生理活性物質が幹細胞から分泌され、それが細胞に作用することから若干の効果を認める、と考えられるのです。

そして、この分泌物の作用効果が、幹細胞治療のもう1つのメカニズムなのです。

実は「SGF」は、この幹細胞から出た生理活性物質そのものなのです。どういうことかというとSGFは、乳歯歯髄幹細胞を培養する際につくり出される液性成分（培養上清液）なのです。

幹細胞培養上清液は、もともと人間の体にある歯髄、骨髄、脂肪、臍帯などの幹細胞を利用してつくられますが、細胞の種類により含まれる成分は異なります。SGFがなぜ歯髄を採用したのかというと、乳歯歯髄幹細胞培養上清液は、とくに多くの種類と量の生理活性物質を含むことが報告されているからです。

ちなみに、SGFというのは、SOLARIA Growth Factorの略で、私どものクリニックにおいて、独自のプロトコルで精製した乳歯歯髄幹細胞培養上清液の総称です。

SGFを投与すると、その生理活性物質が、もともとある投与された人の幹細胞に作用して、機能が低下している細胞を改善することができます。たとえば、心臓が悪い人に、SGFを投与すれば、投与された人の幹細胞に作用して心筋になっていく可能性があるということです。

医学界が大注目の修復医療

このように投与された細胞からの分泌物が、投与を受けた幹細胞に作用することを「パラクライン効果」といいます。

2018年5月、厚生労働省の再生医療評価部会が、大阪大学が計画している人工多能性幹細胞（iPS細胞）を使った心臓病の臨床研究を条件付きで承認したニュースは、まだ記憶に新しいかと思います。

この計画はiPS細胞を心筋細胞に変化させて、シート状に加工し、虚血性心筋症の患者さんの心臓に貼り付けるというものですが、これもパラクライン効果を狙ったものです。つまり、移植したiPS細胞が分泌する生理活性物質が機能の衰えた心臓に作用し、心機能を高めると期待されているのです。

従来の幹細胞移植に伴うがん化や、規格化、投与法、保存法、培養法などの困難な問題が解決され、修復医療という新たな分野が切り開かれたのです。

SGFは、8～12歳までの乳歯の歯髄の中の幹細胞を培養し、その培養液を吸引・洗浄後、回収用の培養液を添加し、48時間後に回収します。そして細胞を除去し、顕微鏡で細胞が1個も入っていないことを確認し、作製しています。また、このときに9つのウイルスチェックを行い、培養途中の細菌濃度やエンドトキシン濃度を測量して培養細胞の汚染を防いでいます。

このように徹底した管理のもとに作製されたSGFは、規格化された高品質の上清液です。さまざまな効率的な投与方法が選択可能なため、幹細胞治療よりも幅広い疾患に利用することができるという利点があります。

投与方法は、

①点滴
②局所投与
③点鼻液

などで、非常に侵襲が少なく、副作用はほとんど確認されていません。
このSGFが、EDやAGAを根本から治すのです。
では次に、その理由をお話ししましょう。

血管が元気になれば、男はもっと元気になる

男のアンチエイジングの要は血管です。また、EDのおよそ70%が、血管に由来しているといわれています。

ここでもう一度、勃起のしくみをおさらいしてみましょう。陰茎の血管が緩んで、拡張したところに血液が流れ込み、勃起という現象が起きるのでしたね。このときに、血管を拡張させる役割を果たすのがNO（一酸化窒素）です。性的な興奮によって、神経からNOが出て、血管が拡張し、さらに血管内皮細胞からもNOが出ることによって、勃起が起こり、それが持続するということです。

つまり、NOがとても重要で、NOがたくさん出れば出るほど、血管が拡張し

て、よい勃起が得られるのです。

逆にいえば、血管内皮細胞が弱ったらNOもあまり出ないということです。要するに、血管由来のEDというのは、血管内皮細胞の機能が低下して、NOの分泌が少なくなったために起こるEDなのです。

SGFには、この弱った血管内皮細胞を修復して若返らせる働きがあるのです。SGFに含まれるサイトカインやホルモン、ケモカイン、エクソソームなど、多くの生理活性物質が、陰茎の血管の内皮細胞に直接作用して、老化した血管を甦らせ、若々しく、健康的な血管にするのです。

このことは「LOXインデックス」という指標で証明されています。

LOXインデックスとは、脳梗塞・心筋梗塞発症リスクを評価する最新の指標で、日本国内で行われた約2500名を、約11年追跡した研究成果がベースになっています。血管壁の硬化状況・硬化リスクを把握することが可能で、動脈硬化の進行から将来の脳梗塞の可能性や心筋梗塞の発生を予測できる新しい血液検査として医療業界も注目しています。

血管壁の状態が悪い人にSGFを投与すると、投与するごとに、このLOXインデックスが改善されてくるのです。つまり、血管の内皮細胞が、どんどん修復されることが確認されているのです。

細胞から若返る、驚異のＳＧＦエフェクト！

前章で説明したように、バイアグラ、レビトラ、シアリスなどのＥＤ治療薬（ＰＤＥ５阻害薬）は、ＰＤＥ５の働きを阻害して、細胞内のサイクリックＧＭＰを高め、血管を弛緩させる働きをするものです。そのためＳＧＦとは作用点がまったく違います。

血管の内側の根本的な原因を、血管内細胞の修復、育成によりＮＯ（一酸化窒素）をたくさん放出させる。これがＳＧＦの治療の本態です。

ＳＧＦを使ったＥＤ治療は、ペニスの根元に小さなバンドをはめて、陰茎海綿体の左右１か所ずつ上清液（計２cc）を注射するだけのシンプルなものです。34ゲージという超微細な針で打つので、通常の注射のような痛みは感じません。

PDE5阻害薬との併用なし

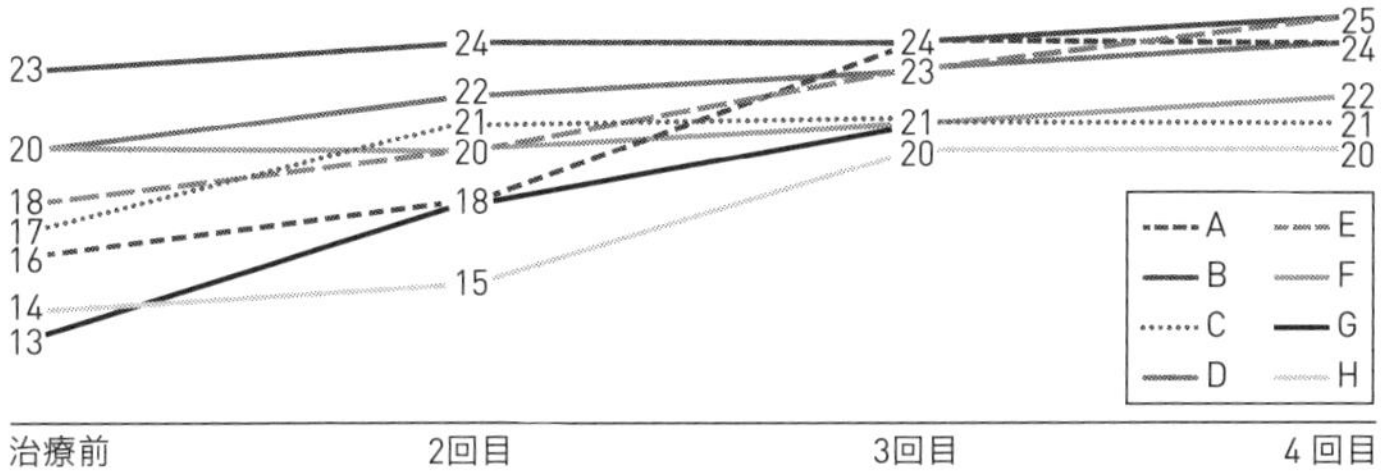

PDE5阻害薬との併用あり

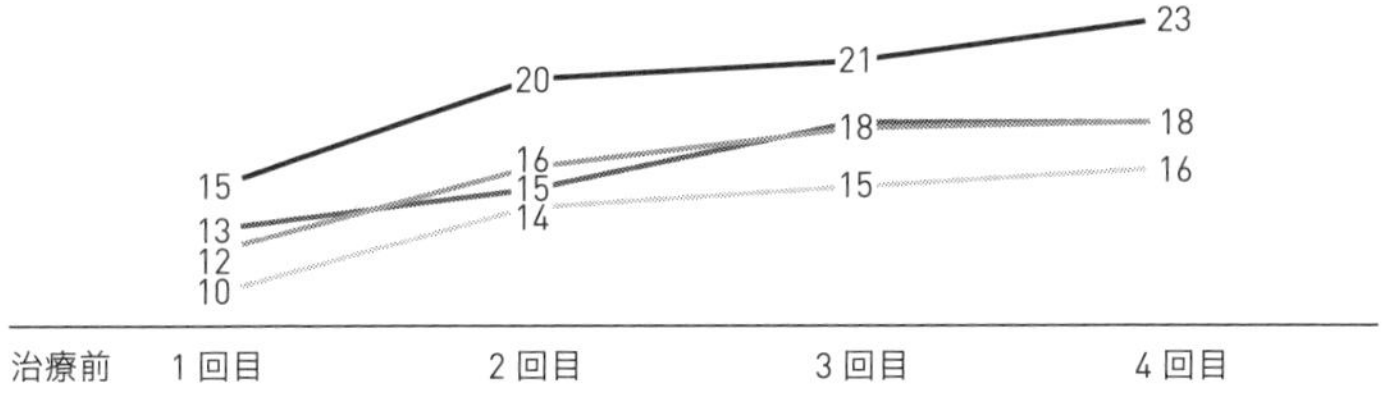

併用あり群、なし群の平均値の推移

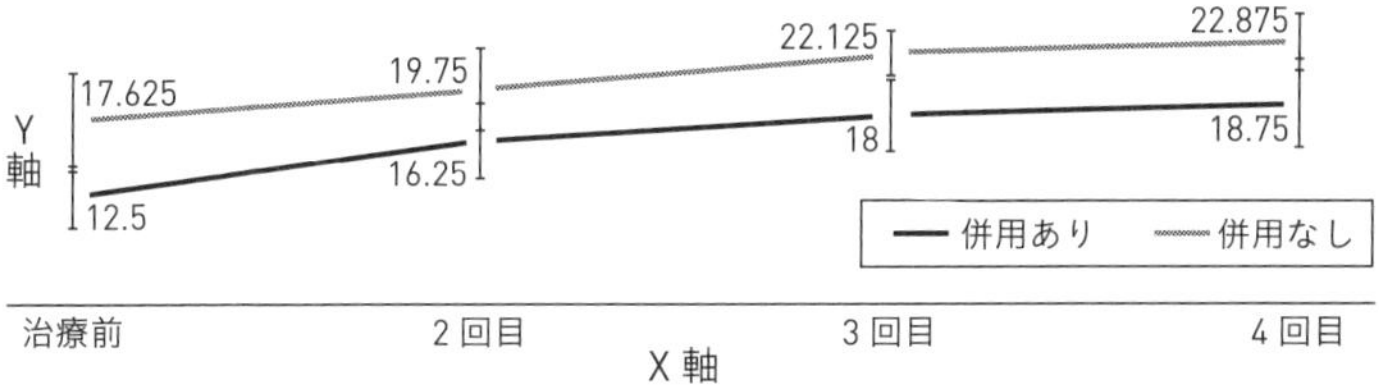

両群ともに治療前に比較して、治療後はP=0.011で有意差をもって改善していた。

治療回数は週1回、4回で1クールが基本です。対象は軽症〜中等症のEDで、中等症では相乗効果をねらったED治療薬との併用治療を行うケースもありますが、約9割の患者さんは、SGFだけで国際勃起機能スコア（IIEF-5）の正常範囲内に改善しています。

171ページの図は、ED治療薬の併用あり群（中等症群）と併用なし群（軽症群）の治療前と治療後の平均値の推移を表したグラフですが、両群ともに治療前に比較して、治療後は有意差をもって改善しているのがわかると思います。

ただし、SHIMテスト（第2章）で5〜7点の重症のEDの場合は、残念ながらSGFの効果は期待できません。なぜなら、この段階まできてしまうと、陰茎の血管内皮の細胞が荒廃しきっていて、もはやED治療薬はもとより、SGFをもってしても修復することは困難だからです。また、神経が損傷している場合も同様で、たとえば、前立腺がんの手術で勃起神経を切断している場合などは、どんなにSGFを投与しても効果はありません。

SGFがAGAに効く理由としては、

①毛根部が活性化される
②SGFの中にIGF-1が多く含まれている
③SGFにコラーゲンを産生する能力がある

の3つがあげられます。

AGAの90%以上は、男性ホルモンであるテストステロンが5α-リダクターゼによってDHTに変換され、そのDHTが原因で発症します。

それはヘアサイクルの成長期が極端に短くなり、休止期にある毛の割合が増加し、毛が本来の硬毛から軟化したり、毛が皮膚表面まで伸びてこなくなったりする現象です。そのため成長期に十分、髪の毛が成長できるようにすることがAGA改善のカギとなります。

それには、毛根部を元気にすることです。

毛包のバルジ領域の幹細胞が分裂していくことで、毛球部（毛乳部と毛母細胞）がつくられることは、3章でお話ししたとおりですが、この髪の毛の成長にとって重要な毛根部に、直接働きかけて活性化させるのがＳＧＦです。

つまり、ＳＧＦは幹細胞を元気にし、毛母細胞の細胞分裂を活発化させ、ヘアサイクルの乱れを正常に戻すことができるのです。

一度、毛根が破壊されてしまうと、髪の毛が生えてくることはありませんが、毛根はそう簡単には破壊されません。

毛根が死滅するパターンは2つあって、1つは毛乳頭や毛母細胞など、毛根周辺の重要な細胞が破壊された場合、もう1つは毛母細胞の分裂が止まってしまうことで起こります。とはいえ、毛乳頭や毛母細胞が破壊されてしまうのは、たとえば大ケガなど、頭皮の内部にまでダメージがおよぶ場合で、頭部にちょっと傷を負ったぐらいでは、破壊されてその部分から毛が生えなくなる、ということはありません。

一方、毛母細胞の分裂が止まってしまえば毛根は死滅します。

逆にいうと、ＡＧＡによって毛母細胞の活動が鈍くなり、休止状態に入ってしまっても、毛母細胞が生きてさえいれば、髪の毛が抜けてもまた生えてくるということです。

そのためには再び健康な髪の毛が育つ環境を整えてあげなくてはなりません。その環境を整える働きをするのが、SGFなのです。

3章でお話ししたことをもう一度思い出してみてください。

AGAを起こす人は、男性ホルモンがヒゲでは毛の発育促進シグナルを出し、頭部では発育抑制シグナルを出します。この発育促進シグナルがIGF-1、発育抑制シグナルがTGF-β1という因子です。

SGFには、この発育促進シグナルであるIGF-1が豊富に含まれているのです。そのためSGFを頭部に投与すると、毛乳頭にTGF-β1を上回る量のIGF-1が満たされ、発育促進に働くようになるのです。

また、SGFを皮膚に投与した場合、皮膚のコラーゲン線維を増産させることがわかっており、頭皮においても同様のことが起きると期待できます。

このように、SGFは毛根部の重要な細胞の修復、活性化に働き、かつ髪の毛を成長させる因子を豊富に与えることで、AGAを根本から治します。あたかも作物がよく育つように、畑を耕し、良質な肥料を十分に与えることと似ています。

服用をやめるとまた脱毛が始まるAGA治療薬とは、まったく違うものなのです。

SGFによるAGA治療は、「メドジェット」という治療器を使用し、炭酸ガス

SGFのAGA治療イメージ

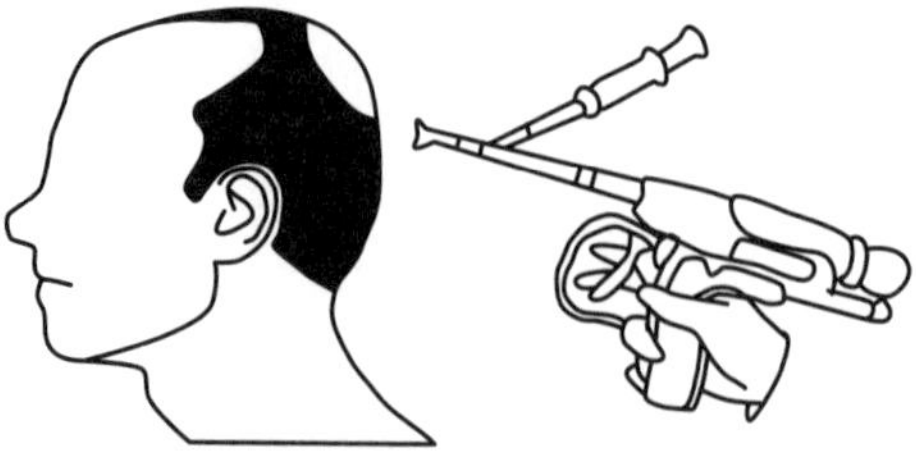

「メドジェット」と呼ばれる銃のような形をした治療器でSGFを噴出し頭皮に浸透させる。SGFを注入すると、周囲の髪をつくり出す毛母細胞が刺激されて発毛機能が高まるだけでなく、周囲の細胞が自らも成長因子を分泌するようになるため、髪に必要な栄養を送り出す機能も活発化する。

のジェット噴射を利用して、先端0・03㎜の穴からSGFを噴出させて頭皮に浸透させます。薄毛の部分に40〜50発を噴出させて、治療時間は15〜20分ほどです。

重症のAGAの場合は、より効果を上げるため、SGFとAGA治療薬を併用する場合もあります。DHTをAGA治療薬で抑えながら、さらにSGFで栄養を与えるわけですから、大きな相乗効果が得られるのです。

効果は症状や個人差にもよりますが、月1回ペースで4〜6回の治療で現れます。その間（4〜6か月）AGA治療薬を飲み続けることもあります。もちろん、正しい生活習慣を守ることが前提です。

SGFによるAGA改善例

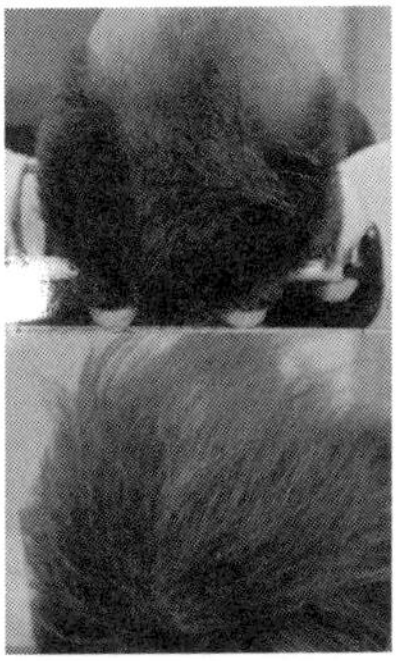

症例1 46歳 6回投与

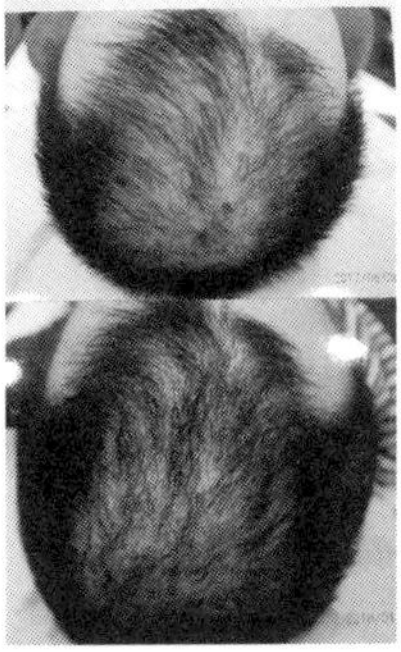

症例2 36歳 5回投与

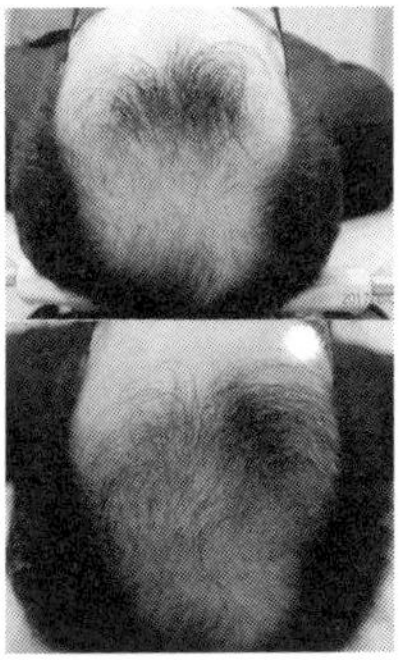

症例3 36歳 10回投与

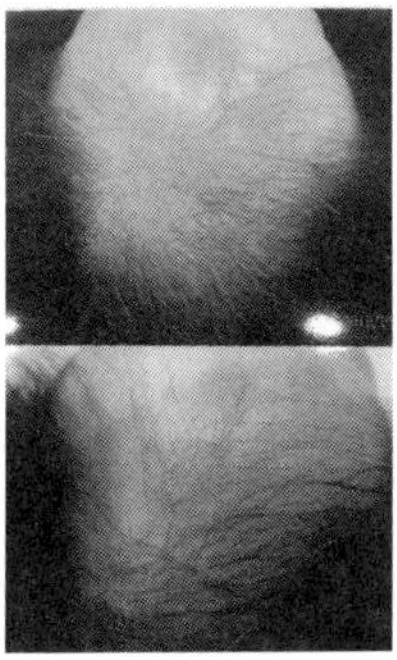

症例4 50歳 5回投与・継続中

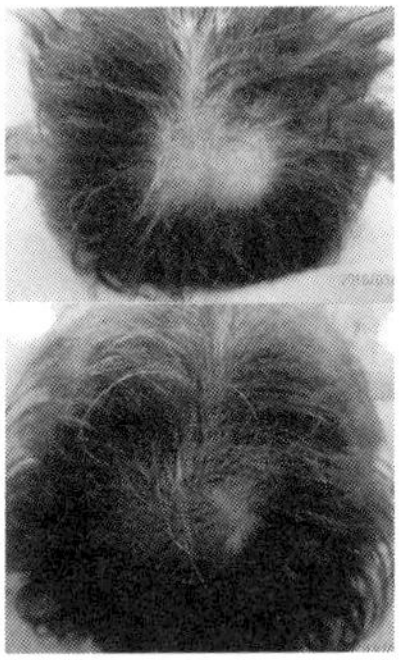

症例5 41歳 5回投与・継続中

症例3は、最重症タイプです。AGAがここまで進行してしまうと、もう改善の余地はありません。植毛を考えるのが一般的です。しかし、SGFの投与で、写真のような改善が見られました。

おわりに

男性ホルモン・テストステロンの減少で起こる「LOH症候群（男性更年期障害）」、血管の老化によりNO（一酸化窒素）を出せなくなって起こる「ED（勃起不全）」、ヘアサイクルの成長期の期間が短くなることによって起こる「AGA（男性型脱毛症）」。これらを根本的に治すことこそが、本当の意味でのアンチエイジングであり、若返りを実現させる唯一の方法です。

アンチエイジングは、生活習慣の見直しや、疲労やストレスをためないことなど、たしかにセルフケアだけでも効果が見込めますが、その効果が出るまでにはある程度の時間がかかります。ですから、専門の医療機関でアンチエイジングのケアを受けるのも、1つの方法です。

また、EDやAGAを発症しているのであれば、それはすぐに治療を受けるべきです。この本の中で何度も繰り返してきたように、EDを放置することは他の生活習慣病を誘発することになりますし、AGAも一時的な抜け毛と違って、決して自然に元の状態に戻ることはありません。また、その段階では、とてもセルフケアだけで、改善効果を望むことはできません。

さらに、治療を行う際に一番大事なことは、対症療法だけに頼るのではなく、根治を目指すことです。ED、AGAの根本的な原因を取り除いて、本当の意味で「治す」ことが肝心なのです。

今まで、EDやAGAを完全に治すことは、困難だと考えられてきました。

しかし、SGF（SOLARIA Growth Factor）＝乳歯歯髄幹細胞培養上清液が、それを可能にしたのです。

SGFが、これまでの常識を打ち破ったのです。

まさに、「新アンチエイジング」治療の幕開けです。

私は今、自信を持って、こう申し上げることができます。

時計の針を巻き戻すことは、決して夢ではありません。

さあ、あなたも本気で輝いていたあのころの自分に戻ってみませんか。

何に対しても積極的だった自分……
それが、本来のあなただったはずです。
これからの人生、もっともっと楽しみましょう。
2018年10月

古賀　祥嗣

参考文献

『最強！の毛髪再生医療——豊かな髪と再び出会える本』（荒浪暁彦、ワニブックス）
『ササッとわかる男性機能の不安に答える本——ＥＤ治療の最前線』（堀江重郎、講談社）
『専門医が語る毛髪科学最前線』（板見智、集英社）
『男性機能の「真実」』（永井敦、ブックマン社）
『老化はなぜ進むのか——遺伝子レベルで解明された巧妙なメカニズム』（近藤祥司・講談社）
『アンチ・エイジング医学』（メディカルレビュー社）
「e-ヘルスネット」（厚生労働省・https://www.e-healthnet.mhlw.go.jp/）
大東製薬工業ホームページ（http://www.daito-p.co.jp/blog/2006/07/post-13.html）
「男性ホルモンが増えれば、メタボを予防できる!?」（辻村晃・日経トレンディネット・https://trendy.nikkeibp.co.jp/article/column/20150422/1063907/）
「メタボリックシンドローム・ネット」（http://www.metabolic-syndrome.net/index.html）

著者プロフィール
古賀祥嗣（こが・しょうじ）
医学博士。日本泌尿器科学会専門医・指導医。
日本透析学会専門医・指導医。
日本移植学会専門医。
銀座ソラリアクリニック特別顧問。
江戸川病院、泌尿器科主任部長兼透析センター長、
移植再生医療センター長。

20歳《さい》若《わか》返《がえ》る
デキる男《おとこ》のアンチエイジング

発行日 2018年10月20日 初版第1刷

著者	古賀祥嗣《こがしょうじ》
装丁	小口翔平＋岩永香穂（tobufune）
DTP・図版作成	小林寛子
編集	加藤有香
発行人	北畠夏影
発行所	株式会社イースト・プレス 〒101-0051 東京都千代田区神田神保町2-4-7 久月神田ビル tel:03-5213-4700　fax:03-5213-4701 http://www.eastpress.co.jp
印刷所	中央精版印刷株式会社

定価はカバーに表記してあります。

PRINTED IN JAPAN
ISBN978-4-7816-1720-6